Rudolf A. Kaufmann

Ängste, Phobien und andere unnötige Lasten

SelbstHilfen

Weitere Titel aus dieser Reihe:

Ulrike Buchs-Quante
Voice Power – Erfolg durch die Stimme.

Jochen Haisch
Gesundheitsrisiken. Wege zur Bewältigung.

Rato-Garrit Klomsdorff
Hörsturz – und danach? Entstehung, Nachsorge, Vorbeugung.
Ein Ratgeber für Betroffene und Fachleute.

Mats Mehrstedt
Ohne Angst zum Zahnarzt. Selbsthilfe bei Ängsten vor der Zahnbehandlung.

Martin Riester
Pflegebedürftig!? Was nun?
Ein Ratgeber für Pflegebedürftige, Angehörige und Helfer.

Dietmar Stock; Jochen Haisch; Stephanie Braun
Diabetes – neue Schritte zur Bewältigung.
Praktische Alltagshilfen für Typ-I- und Typ-II-Diabetiker.

Sven Tönnies
Entspannung, Suggestion, Hypnose. Praxisanleitung zur Selbsthilfe und Therapie.

Sven Tönnies
Leben mit Ohrgeräuschen. Selbsthilfe bei Tinnitus.

Sven Tönnies
Mentales Training für die geistig-seelische Fitness.
Ein praktischer Ratgeber für Erwachsene.

Rudolf A. Kaufmann

Ängste, Phobien und andere unnötige Lasten

Energiefeld-Therapie als Anleitung zur Selbsthilfe

Asanger Verlag • Heidelberg, Kröning

Der Autor:
Rudolf A. Kaufmann, Dipl.-Theol., Ph.D., Dozent für Systemische Familientherapie und Interkulturelles Management, Vorstand der European Association of Energy Field Therapy. Mitbegründer des Instituts für Familientherapie Weinheim. Lehrt Energiefeld-Therapie in USA und Europa. Lebt mit seiner Familie in Virginia, USA.

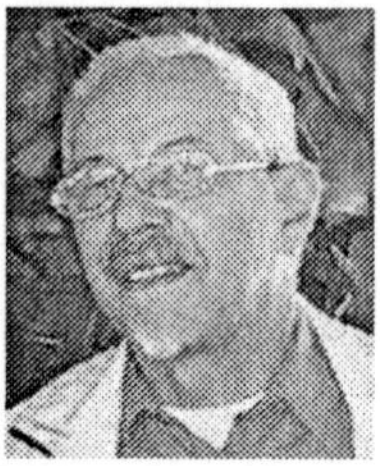

Die Deutsche Bibliothek – CIP-Einheitsaufahme

Ein Titeldatensatz für diese Publikation ist bei Der Deutschen Bibliothek erhältlich

Umschlaggestaltung:
Kerstin Schulmayer, eleveneyes · agentur für visuelle kommunikation

Printed in Germany

ISBN 3-89334-387-3

Inhalt

Sonderthemen

Hinweise

Vorwort

Habent sua fata libelli
(... auch Bücher haben Ihr Schicksal)

Jedes Buch hat sein eigenes Schicksal – so auch dieses Kompendium für die Energie Feld Therapie. Vor einigen Jahren hat mich ein Gespräch mit einem amerikanischen Kollegen auf die Fährte gebracht, das für mich unbekannte und unerforschte „Energiefeld" näher kennenzulernen. Es war sicher zuerst etwas Faszinierendes an der Sache, die mich gelockt hat: Phobien und Ängste in einer einzigen Sitzung, ja sogar in wenigen Minuten aufzulösen. Von NLP (Neurolinguistisches Programmieren) her war ich ja schon an einiges gewöhnt. Aber das klang doch sehr nach Fast-Food-Unkultur.

Jedoch wurde ich eines Besseren belehrt. Besonders Gary Craig mit seinen umfassenden Erfahrungen, seinem Humor und seiner Kreativität hat mich vollends auf den Weg gebracht. Seitdem bin auch ich in vielen Sitzungen, Seminaren und Supervisionen Zeuge geworden, wie scheinbar Wunderbares alltäglich werden kann.

Davon handelt dieses kurzgefasste Buch. Es soll Ihnen helfen, die Grundlagen der Energie Feld Therapie (EFT) zu verstehen. Für alle, die diese Methode für sich anwenden wollen, soll es ein Begleiter sein für eine Übergangszeit. Falls Sie sich weiter mit dieser interessanten Therapieform befassen wollen, helfen Ihnen die verschiedenen Hinweise am Ende dieses Buches weiter.

Dank sagen möchte ich auch noch meinen amerikanischen Kolleginnen und Kollegen Pat Carrington, Deborah Mitnik, Gary Craig und Ann Adams, die herzlich und gern bereit waren, Ihre Erfahrungsberichte zur Verfügung zu stellen.

Besonders erwähnen möchte ich auch die vielen Klienten und Seminarteilnehmer, die sich dieser ungewohnten Therapieform geöffnet haben. Alle Fallberichte sind namentlich und örtlich verschlüsselt, um die Verschwiegenheit wahren zu können.

Last not least möchte ich mich bei meiner Familie bedanken für die Geduld und manchen Aspekt, den sie zu diesem Buch beigetragen hat.

Februar 2002

Virginia, USA

Rudolf A. Kaufmann, Ph.D.

Einleitung: Wie alles begann

Stellen Sie sich vor: Sie kennen nichts anderes als Magenschmerzen und Kopfweh, sooft Sie an einem Wasser, an einem See, am Meer oder auch nur an einem Fisch- oder Schwimmbecken vorbeikommen. Dasselbe geschieht mit Ihnen, wenn es regnet oder wenn Sie einen Bach entdecken. Für Sie hieße dann die Gleichung: Wasser = Kopf- und Magenschmerzen.

Was tun Sie? Sie gehen von einem Arzt zum andern, konsultieren Fachärzte, lassen sich in eine Schmerzklinik überweisen. Jedesmal derselbe Befund: keine organischen Ursachen zu finden. Sie denken an Heilpraktiker, an Psychologen. Schließlich legen Sie sich auf die Couch eines Analytikers oder begeben sich in die Praxis eines Psychotherapeuten.

Dieser versteht Sie wenigstens. Er akzeptiert Ihre Symptome ohne Abwertungen. Schon das ist für Sie eine Erleichterung. Sie schöpfen wieder Hoffnung. Jedoch, auch da wird Ihr Problem nicht behoben. Geduld, Geduld, meint der Psychotherapeut. Er beginnt mit Systematischer Desensibilisierung. Er führt Sie langsam an den Gedanken heran, Wasser als Lebensquell anzusehen. Na ja, keine wesentliche Änderung. Nach ein paar Minuten, die selben unerträglichen Magenschmerzen wieder. Die ganze Prozedur dauert nun schon eineinhalb Jahre. Jede Woche ein- oder zweimal in die Praxis des Therapeuten. Und das meiste müssen Sie auch noch selbst bezahlen.

Bei Ihrem nächsten Termin beginnt Ihr Psychotherapeut mit einer anderen Methode, die insgesamt eineinhalb Minuten dauert! Sie haben recht gelesen: eineinhalb Minuten. Und Ihre Schmerzen und Ihr Kopfweh sind geheilt. Sie gehen sofort an ein Schwimmbecken, ohne Angst, ja sogar mit einer gewissen Lust! Sie beugen sich hinunter und spritzen sich Wasser ins Gesicht und fühlen sich befreit! Sie fahren jubelnd nach Hause, an einem Ententeich vorbei: Nichts passiert, kein Weh, kein Schmerz. Sie kennen die Welt nicht mehr!

Sie denken nun wohl: zu schön, um wahr zu sein! Aber das ist tatsächlich passiert. Der Psychotherapeut heißt Dr. Roger J. Callahan. Er hat es in seinem Buch „A Five Minute Phobia Cure“ beschrieben. Seine Patientin verspürte den Wunsch, am selben Abend ein Gewitter, das ihr normalerweise große Angst bereitet hatte, am Meer zu beobachten, um diese Therapieform „einem Härtetest“ zu unterwerfen. Also fuhr sie im Auto zum Meeresstrand, was sie nie zuvor getan hatte, nicht einmal in Begleitung, parkte ihren Wagen und ging hinunter an die aufgewühlte See. „Wie ich so dastand, ganz allein, fühlte ich eine tiefe innere Freude aufsteigen“, berichtete sie später ihrem Therapeuten (Callahan, 1999, S. 55).

Ich möchte Sie im vorliegenden Buch mit jener Therapie vertraut machen, die heute mit unterschiedlichen Namen eingeführt ist: Emotional Freedom Technique (EFT), Thought Field Therapy (TFT), Emotional Self-Management oder eben Energie Feld Therapie.

Die Prinzipien der Energie Feld Therapie

Ein neues Paradigma

Dieses Kompendium möchte Sie in eine neue Denkweise einführen. Sie können hier das Wissen um Ihr Leib und Leben um eine Schicht erweitern. Dieses neue Paradigma heißt „das menschliche Energiefeld".

Wir wissen, dass unser Körper nicht nur zu einem hohen Prozentsatz aus Wasser besteht, sondern auch aus einer Unzahl von anderen Elementen, die in und auf der Erde vorkommen. Vielleicht nehmen Sie zusätzlich zu Ihrem täglichen Essen noch Spurenelemente ein, weil Ihr Arzt Ihnen empfohlen hat, z.B. mehr Eisen, Calcium oder Kupfer in wenigen Milligramm zu sich zu nehmen.

Wir kennen schon seit Kindesbeinen das Knochengerüst des menschlichen Körpers und lassen uns heute noch erschrecken, wenn das Gerippe uns unvermutet entgegenkommt. Wir haben die Bilder von Muskeln, Eingeweiden, Nerven- und Lymphsystemen kennengelernt, sind vielleicht sogar dem gläsernen Menschen in einer Ausstellung begegnet. Alle diese genannten Ebenen sind Teile des Gesamtsystems Mensch. Auf ihrem Zusammenspiel beruht unser Leben. Diese sind die Objekte unserer medizinischen Wissenschaft.

Das neue Paradigma ist das *Energetische System* im Menschen. Dieses Energiefeld ist unserem traditionellen Denken weitgehend unbekannt. In den letzten Jahrzehnten kam einiges Neue zu uns in Form der östlichen Meridianlehre, die der Akupunktur zugrunde liegt. Unsere abendländisch-westlichen Wissenschaftler und Forscher tun sich schwer damit, diese Sichtweise oder dieses Paradigma in Erwägung zu ziehen. Es passt nicht zu den Methoden unserer Wissenschaft.

Wenn wir jedoch auch nur einen Teil dieses jahrtausendealten Wissens akzeptieren, können wir für uns sehr viel Überraschendes entdekken, z.B. wie man Ängste, Phobien, Panikattacken und viele andere Lasten unseres Lebens auf einfache Art aufheben kann.

Dieses Kompendium soll Ihnen ein Instrumentarium in die Hand geben, mit dem Sie selbst lernen können, diese Erfahrungen der östlichen Heilkunde für sich anzuwenden Alle komplizierten Sachverhalte im Bereich der Energie Feld Therapie sind in einfachen Informationen zusammengefasst worden, damit Sie schnell und zügig die einzelnen Schritte dieser Vorgehensweise umsetzen können.

Für Kolleginnen und Kollegen in den Heilberufen soll diese Zusammenfassung ebenfalls eine Hilfe sein, diese Therapieform kennenzulernen und adäquat anzuwenden. Die einzelnen Fallberichte sollen beitragen, Ihnen die Vielfalt der Anwendungsgebiete vorzuführen, Ihr Interesse wachzurufen und Vergleiche zu ziehen mit anderen Paradigmen der Heilkunst.

Das menschliche Energiefeld

Ich möchte mit einem Vergleich beginnen: Durch die Forschungen des 20. Jahrhunderts sind wir mit den verschieden Frequenzen des Lichtes bekannt gemacht worden. Wir wissen heute, dass nur ein Bruchteil der Lichtwellen tatsächlich für uns sichtbar ist. Was wir „Licht nennen“, ist für uns gleichbedeutend mit Sehen, mit Realität, mit Wirklichkeit. Nun gibt es eine ganze Reihe von Lichtwellen, die wir nicht sehen können, die aber trotzdem nachgewiesen werden oder mit entsprechenden Apparaten „sichtbar“ gemacht werden können.

So ähnlich verhält es sich auch mit den Energiewellen. Ein Teil dieser Energieströme lassen sich mit modernen Geräten „sichtbar oder lesbar“ machen. Jeder Patient kennt ein EKG-Gerät. Ein EEG-Gerät gehört auch schon zur Standardausrüstung in neurologischen Praxen. In hochmodernen Forschungszentren werden komplizierte Maschinen eingesetzt, um die elektromagnetischen Abläufe im Gehirn zu lokalisieren und zu deuten. Das ist der gewohnte Weg unserer Wissenschaft. In der Energie Feld Therapie gehen wir von zwei Quellen aus: von der eigenen Erfahrung und von der Tradition der östlichen Medizin. Jenseits unserer Kulturbreiten und -zeiten haben Menschen seit mehreren Jahrtausenden um diese Abläufe gewusst und sie auch in ihrer Vorgehensweise auf ihre Art bewiesen.

Wenn wir also vom Energiefeld des Menschen sprechen, so meinen wir damit ein Feld in und um uns, in dem Gedanken, Gefühle und Energien in einer bestimmten Bezogenheit aufeinander wirken. Jeder Gedanke und jede Emotion liefert eine bestimmte Information an das Gesamtsystem des Menschen. Für uns sind diese Überlegungen oft noch ungewohnt. Wir können uns kaum vorstellen, dass solch geringe Einheiten solch große Wirkungen zustande bringen. Vielleicht hilft uns ein Vergleich weiter:

Ich habe einmal einen Computer-Chip gesehen in der Größe eines kleinen Fingernagels. Auf dieser Fläche werden Informationen verarbeitet, die 30.000 (dreißigtausend!) Seiten eines Buches füllen können.

Oder: Es gibt ein Glasfaserkabel, das dünner als ein Menschenhaar ist. Techniker können durch dieses Kabel Licht schicken, das über eine Million mal in verschiedene Wellenlängen aufgespalten wird. Jede dieser Wellen kann Informationen mit unheimlicher Geschwindigkeit transportieren. Verstehen Sie: eine Million Botschaften gleichzeitig in einem Glasfaserkabel, das dünner als Ihr Haar ist! Und da gibt es immer noch Leute, die denken, das mit der Information in einem Energiefeld des Körpers sei nicht möglich!

Wir können heute mittels hochmoderner Geräte die Stärke der elektromagnetischen Frequenzen verschiedener Gedanken und Emotionen noch nicht ganz vermessen, aber es wird nicht mehr lange dauern, bis man den direkten Zusammenhang zwischen dem Energiefeld der Gedanken und Gefühle einerseits und dem Meridiansystem andererseits auch technisch nachweisen kann. Experten sind der Meinung, dass der Einfluss des gedanklichen Energiefeldes auf das Meridiansystem die Gefühle hervorbringt: Jeder Gedanke präge bestimmte Bereiche im Meridiansystem des Körpers.

Nehmen wir an: Jemand erlebt einen Schock bei einem Verkehrsunfall. Diese Gedanken und Erlebnisse bedingen eine Blockade in den Meridianen. Das Gleichgewicht der Informationen gerät an dieser Stelle in Unordnung. Man reagiert „geschockt", wenn eine ähnliche Situation entweder erlebt oder auch nur erinnert wird. Auch mit noch so gutem Willen, vernünftig mit diesem Erlebnis umzugehen – das Schockerlebnis ist gespeichert, diese Information löst wieder die gleiche Blockade aus, man reagiert anders als ein Unbeteiligter.

Wenn unsere Gedanken und Ideen mit unseren Zielen, Werten und positiven Erfahrungen übereinstimmen, dann empfinden wir Balance und Ausgeglichenheit. Wir fühlen uns stressfrei in einem Rhythmus von Arbeit und Ruhe, Anspannung und Entspannung, von Energie und gesunder Ermüdung.

Jedoch nicht jeder Mensch lebt in Harmonie mit seinen Aufgaben, Gedanken, Anstrengungen und Ruhezeiten. Viele sind überfordert und erleben permanenten Stress. Physischer Stress scheint heute ein Synonym geworden zu sein für Karriere und Erfolg. Stress gehört zum Alltag, könnte ein Glaubenssatz unserer Zeit geworden zu sein.

Hinzu kommt emotionaler Stress. Menschen der Leistungsgesellschaft empfinden sich oft dem Dauerlauf der Anforderungen des Berufslebens ausgesetzt. Sie entwickeln dabei oft unterschiedliche Gedanken, Werte und Emotionen. Auf der einen Seite lockt das Berufsziel, die Karriere, das Weiterkommen, auf der anderen Seite ist die menschliche Konstitution, die nicht auf jahrzehntelange Höchstleistungen ausgelegt ist. Mit Hilfe von Energiedrinks, Alkohol oder Drogen versucht man, damit fertig zu werden. Die innere „Stimme der Weisheit“ wird dabei oft überhört oder betäubt. Der Verweis auf Urlaub und Ferien gibt dann wieder Hoffnung, den Wettlauf im nächsten Viertel- oder Halbjahr bestehen zu können.

Auf der psychischen Ebene läuft inzwischen eine andere Szene ab: Unsere widersprüchlichen Gedanken und Haltungen „verhakeln“ sich im Energiesystem unseres Körpers, wenn er diese sich widersprechenden Botschaften verarbeiten und auf einen Nenner bringen soll. Wie würden Sie mit jemandem umgehen, der jahrelang sagt:

- Eigentlich möchte ich rank und schlank sein, aber dann müsste ich meine jetzigen Essgewohnheiten ändern.
- Eigentlich hasse ich diesen Job, aber dann müsste ich wieder wo anders von vorne anfangen.
- Eigentlich ist meine Ehe zu Ende, aber ich sehe keine andere Möglichkeit in meinem Alter.

Aus der Sicht der Energie Feld Therapie beschreiben wir diesen Zustand als *Psychische Umkehrung*. Sie werden in einem späteren Abschnitt (S. 15) noch Genaueres darüber lesen und sich damit beschäftigen müssen. Der therapeutische Umgang mit der Psychischen Umkehrung ist ein Herzstück der Energie Feld Therapie.

Die Durchführung der Energie Feld Therapie

Sie sind nun mit dem Gedankengut der Energie Feld Therapie vertraut. Nun geht es ans Praktische: Wie wird eine solche Therapie durchgeführt? Zuerst zeige ich Ihnen im Überblick eine ganze Sequenz oder ein ganzes Protokoll. Danach werden die einzelnen Schritte beschrieben.

Das Protokoll

1. Sie konzentrieren sich auf Ihr Problem (Angst, Phobie, emotionale Schwierigkeit usw.) und bestimmen den Wert auf Ihrer *Subjektiven Stress Skala* (*SSS)* (Seite 12)
2. Sie führen das *Balance-Atmen* aus (Seite 13)
3. Sie formulieren ein *Positives Statement* und reiben dabei Ihren *Heilenden Punkt* (Seite 14)
4. Sie klopfen auf die 12 Akupressurpunkte und formulieren dabei Ihren *Problemfokus* (Seite 19)
5. Sie führen die *Gehirnbalance* durch (die *Brücke*) (Seite 20)
6. Sie lassen Ihre Augen zur Decke gleiten (*Augengleiten*) (Seite 21)
7. Sie bestimmen erneut Ihren Wert auf der *SSS*.

Die einzelnen Teile des Protokolls werden in den folgenden Kapiteln ausführlich beschrieben.

Die Meridiane

- Der Körper besitzt ein Netz unsichtbarer Energieströme, die wesentliche Information an das Gesamtsystem transportieren. Man kann über 600 „Knotenpunkte“ im Energiefeld lokalisieren (Meridian- oder Akupunkturpunkte).
- Die Meridiane sind Leitungen innerhalb des Körpers zwischen einzelnen Organen und dem Gehirn und wechselweise.

- Bestimmte Akupunkturpunkte beeinflussen direkt das Schmerz- und Schmerzlosempfinden.
- Dr. Cho, der Erfinder und Entwickler des PET- Scanners hat die Existenz der Akupunkturpunkte auch im wissenschaftlichen Versuch nachgewiesen.
- Das Zusammenwirken von Gehirnenergien und dem Meridiansystem bringt Gefühle verschiedener Art hervor.
- Vehemente negative Gefühle (Schock, Trauma, etc.) führen zu Blockaden im Meridiansystem.
- Solche Blockaden wiederum bringen das Energiefeld des Menschen durcheinander; eine negative Gedankenreihe wird im Gedächtnis gespeichert.
- Bei jeder Erinnerung an das ursprüngliche Trauma wird die Blokkade automatisch reaktiviert. Man hat dann keine mentalwillentliche Kontrolle darüber.
- Durch das Klopfen auf bestimmte Meridianpunkte mit gleichzeitiger Fokussierung auf Probleme psychischer oder psychosomatischer Art werden Blockaden im Energiefeld des Körpers wieder durchlässig gemacht.
- Die entsprechenden negativen Informationen und Gefühle werden dabei aufgelöst.

Die Subjektive Stress Skala (SSS)

Um einen Vergleich für die Veränderung emotionaler Prozesse zu haben, wählen wir eine Methode, die Dr. J. Wolpe vor Jahren entwickelte. Er nannte sie *die subjektiven Einheiten der Störung (Subjective Units of Disturbance,* kurz: SUD). Ich benütze die Version *SSS* (Subjektive Stress Skala). Wenn Sie eine Angst, eine Phobie oder ein anderes Leiden mit EFT angehen wollen, so stellen Sie als allerestes fest, welchen Grad Ihr Stresspegel anzeigt: Sie stellen sich eine Skala von 0 bis 10 vor, wobei 0 bedeutet, dass Sie völlig entspannt sind, wenn Sie an dieses Problem denken. 10 bedeutet höchsten Stress, den Sie kaum mehr aushalten können.

10	Der Stress ist eigentlich nicht auszuhalten.
9	Der Stress ist kaum auszuhalten
8	Der Stress ist immer da und beeinträchtigt mein Leben deutlich
7	Der Stress ist hoch und meine Gefühle sind immer angespannt
6	Der Stress nimmt nie ab, ich fühle mich immer unwohl
5	Der Stress ist sehr unangenehm, aber ich kann es aushalten
4	Der Stress ist unangenehm, aber ich kann damit umgehen
3	Der Stress ist spürbar, aber ich habe ihn unter Kontrolle
2	Der Stress bereitet mir etwas Unbehagen
1	Ich habe ein ziemlich ausgeglichenes Gefühl bei diesem Thema
0	Ich fühle mich total entspannt, wenn ich daran denke

Konzentrieren Sie sich auf Ihr Leid oder Problem, tarieren Sie Ihren Stresspegel ein und halten Sie diese Zahl fest. Das wird Ihr Ausgangspunkt für die Reihe der Energie-Feld-Therapie-Interventionen, die nun folgen.

Das Balance-Atmen

Wenn wir auch noch nicht die Einzelheiten der inneren Prozesse des Entstehens und der Auswirkungen der Emotionen im Einzelnen kennen, so wissen wir doch, dass bestimmte Übungen den Körper und den Geist unterstützen können, innere Balance und Ausgewogenheit zu erreichen. Es gibt einige Methoden, die schon seit Jahrtausenden als Teil der meditativen Zentrierung angewandt werden, um unruhige oder angstbesetzte Zustände in uns zur Ruhe zu bringen oder wenigstens die Unruhe zu vermindern.

Für unseren Ansatz empfehle ich das „Balanced Breathing Exercise", das bei Lambrou & Pratt beschrieben ist.

Die einzelnen Schritte sind:

1. Sie sitzen aufrecht auf einem Stuhl, ohne sich anzulehnen.
2. Kreuzen Sie ihren linken Fuß über den rechten.
3. Strecken Sie ihre Arme gerade aus.
4. Kreuzen Sie Ihren rechten Arm über den linken am Handgelenk.
5. Drehen Sie die Handflächen gegeneinander, so dass die kleinen Finger oben und die Daumen unten sind.
6. Verschränken Sie nun die Finger der beiden Hände.
7. Drehen Sie mit verschränkten Fingern ihre Hände nach unten in Richtung Magen und dann aufwärts zur Brust.
8. Atmen Sie durch die Nase ein und berühren Sie dabei mit der Zungenspitze den Gaumen.
9. Denken Sie an das Wort „Balance“ oder „Gleichgewicht“ und stellen Sie sich eine Waage oder eine Wippschaukel vor.
10. Ausatmen und Zunge wieder ruhen lassen.
11. Üben Sie die Schritte 8 – 10 mal oder circa 2 min. lang.

Man sagt, dass diese Übung nicht nur entspannt, sondern auch das elektromagnetische Feld des Körpers in Balance bringt. Vielleicht gewöhnen Sie sich an, so Ihren Tag oder Ihre Arbeit zu beginnen? Oder bevor Sie aus dem Auto steigen und zu Ihrer Familie, Ihrem Partner oder Ihrer Partnerin am Abend zurückkehren?

Der Heilende Punkt

Die Energie Feld Therapie benutzt eine Stelle an unserem Körper als eine wichtige „Eingangspforte“ für Botschaften an unser vorbewusstes Arsenal von Informationen. Um diesen speziellen Punkt zu finden, gehen Sie von ihrem *Jugulum* aus. So nennen die Mediziner den kleinen Bogen am Halsanfang, den Männer mit dem Krawattenknoten verdecken. Von dort aus gehen Sie ca. 10 cm nach unten und dann 10 cm seitwärts zum Herzen. Mit drei Fingerkuppen reiben Sie diesen Bereich in einer Kreisbewegung zum Arm hin. Sie werden dabei einen Punkt wahrnehmen, der sich etwas sensitiv anfühlt, wie eine Stelle mit Muskelkater.

Die amerikanischen Kollegen nennen ihn auch darum *the sore spot,* die chinesischen Kollegen nennen ihn *den Teich des Himmels.*

Es ist ein Kreuzungspunkt des Lymph- und Energiesystem des Körpers. Bei der Anwendung der Energie Feld Therapie wird dieser Punkt immer verwendet, um den Fokus auf ein angesprochenes Thema zu halten, wie auch, um eine sehr positive Information an unser Vorbewusstes zu geben, und damit die Psychische Umkehrung aufzulösen.

Sie werden einen bestimmten formulierten Satz sprechen und während dessen diesen Punkt so fest reiben, als ob Sie ein Massageöl einmassieren müssten. Dabei sollten Sie eine Drehung pro Sekunde einhalten.

Noch ein Hinweis: Ich verwende den Ausdruck „der wunde Punkt“ nicht, weil er im Deutschen eine negative Komponente einschließt. Der *wunde Punkt* tut bekanntlich weh; man spricht nicht gern darüber. In der Energie Feld Therapie jedoch hat dieser Punkt eine sehr positive Aufgabe: hier soll eine wichtige Information an das Unter- bzw. Vorbewusste gegeben werden. Ich verwende darum den Ausdruck der „Heilende Punkt“.

Die Psychische Umkehrung

Haben Sie die Bezeichnung „Psychische Umkehrung“ schon mal gehört? Vielleicht? Auf jeden Fall haben Sie schon *erlebt*, was die Psychologen darunter verstehen. Sie könnten sogar in der Bibel darauf gestoßen sein. Dort befindet sich wohl die früheste Beschreibung einer Psychischen Umkehrung. Paulus beschreibt im Römerbrief seine Psychische Umkehrung folgendermaßen: *„...denn ich tue nicht, was ich will, sondern was ich hasse, das tue ich ... Wollen habe ich wohl, aber vollbringen das Gute finde ich nicht. Denn das Gute, das ich will, das tue ich nicht, sondern das Böse, das ich nicht will, das tue ich.“ (*Rö 7, 15 - 19). Eine andere Umschreibung: die „zwei Seelen, die in einer Brust wohnen“.

Manche machen die Erfahrung, dass sie klar erkennen und auch sich vornehmen, was ihnen gut tut oder was für sie gesund ist. Trotzdem tun sie das nicht, sondern werden „schwach“, wie man das im Volksmund nennt. Wir nennen das eine Psychische Umkehrung.

Man kann es sich so vorstellen, dass im Rahmen der Entscheidungsprozesse in unserem Denken durch die Psychische Umkehrung eine Unterbrechung im Energiesystem entsteht. Im Vergleich: Eine Weiche wird umgestellt, und der Zug kommt auf einer anderen Station an. Sollte eine solche innere Blockade, Umkehrung oder Sabotage vorhanden sein, dann wirkt die Energie Feld Therapie zuerst *nicht*.

Wenn Sie etwas ändern wollen, was für Sie unangenehm ist oder Ihnen Schmerzen oder Leid bringt, dann mobilisieren Sie ihren Verstand und Ihren Willen, um dieses Ziel zu erreichen. Sie erleben den unguten Zustand und haben ein Bild, wie es besser sein könnte.

Nun achten Sie mal auf Ihre Formulierung, wie Sie das in Worte bringen: „Ich werde das oder jenes ändern." „Ich werde nicht umhin können, das anders zu machen …". „Ich würde gern die oder jene Angst loswerden …". Unter uns gesagt: Das meiste von diesen Intentionen weist bereits auf eine Psychische Umkehrung hin.

Die Absicht der Veränderung wird vom Verstand formuliert, so dass man versteht, was Sie wollen. Ihre Psychische Umkehrung färbt jedoch Ihre Aussage mit dem Konjunktiv ein: „ ... ich *würde gern ..."* Man kann auch sagen: Das Unterbewusste behält die Oberhand über die verstandesmäßige Formulierungen und Wünsche – und gewinnt auf die Dauer.

Also muss die Psychische Umkehrung *neutralisiert* werden.

Nun gibt es die Möglichkeit, diese *innere Selbstsabotage* zu eliminieren. Die Energie Feld Therapie bindet die Auflösung der Psychischen Umkehrung in jedes Protokoll ein. Die Methode beruht auf einer Information an das Un- oder Vorbewusste in uns, die immer aus zwei Teilen besteht: Die erste beschreibt die Angst, das Trauma, das Symptom, an dem der Klient leidet. Durch die Nennung wird der Fokus akzentuiert, die Adresse genannt, an die sich die Intervention richten soll. Dieser Teil beschreibt deutlich die inneren Blockaden und Abwertungen, welche wiederum dazu beitragen, dass wir keine neuen und kreativen Lösungen angehen können und dass unser „gute Wille" unterminiert ist.

Die zweite Hälfte ist immer eine positive Information an unser Unter- oder Vorbewusstes: *„… liebe und akzeptiere ich mich so, wie ich* *bin.“* Normalerweise „hört“ unser Unterbewusstes andere Botschaften in dieser Hinsicht: „Ich kann mich nicht ausstehen, nicht leiden, ich finde mich unmöglich, ich verdiene das nicht.“

Also verbinden wir in unserem *Statement* immer eine positive Aussage mit der negativen Erfahrung. Ich habe dabei folgende gute Erfahrung gemacht: Ich lasse die Klienten ihr zentrales Thema nennen, an dem sie am meisten leiden. Ich formuliere dann eine Grundinformation, die die Klienten dann modulieren können, bis der Text ihrer inneren Intention entspricht.

Ein Beispiel: Jemand will die panische Angst vor tiefem Wasser angehen. Dann formuliere ich zuerst einmal vor: „Obwohl ich eine panische Angst in tiefem Wasser habe, liebe und akzeptiere ich mich so, wie ich bin“. Der Klient kann dieses Statement dann umformulieren, z.B.: „Obwohl ich Angst habe, im tiefen Wasser unterzugehen, liebe und akzeptiere ich mich so, wie ich bin.“

Das Energie-Feld-Therapie-Ritual sieht vor, dass die Klienten diese Botschaft dreimal wiederholen und dabei den „Heilenden Punkt“ reiben (s. Seite 14)

Die Erfahrung lehrt, dass die Psychische Umkehrung verschiedene Grade von Schwere oder Tiefe haben kann. Bei depressiven Grundstimmungen, anhaltenden Selbstsabotagen, frühkindlichen Traumata, die schon viele Jahre oder Jahrzehnte andauern, sprechen wir von *massiven Umkehrungen.*

Man kann sie in folgende Kategorien einteilen:

1. Psychische Umkehrung als Reaktion auf Lebenssituationen, wie z.B.: Jemand möchte etwas Wichtiges ändern, traut sich aber nicht; jemand schiebt Entscheidungen vor sich her; jemand ist noch nicht bereit, einen Entschluss durchzuführen (wie z.B. neue berufliche Karriere, eine ausgelaugte Beziehung aufzugeben).

2. Psychische Umkehrung als innere Blockade, wie z.B.: Wenn jemand in sich die Stimme hört – „So wie ich bin, bin ich nicht richtig; ich verdiene es nicht, dass es mir gut geht“.

3. Psychische Umkehrung als Ausdruck der Selbstverneinung: Der innere Dialog heißt: „Es wäre besser, ich würde gleich aufhören

zu existieren; ich bin sowieso lebensunfähig; es wäre besser, ich wäre gar nicht mehr am Leben … ...“.

Bei den massiven Psychischen Umkehrungen empfiehlt es sich, die ganze Skala der Interventionen anzuwenden, die *Lambrou & Pratt* vorschlagen, und sie immer wieder von neuem zu wiederholen.

Die Auflösung der Psychischen Umkehrung

Bei dieser Übung (Polarity Reversal Exercise) zentrieren Sie sich auf Ihr Hauptproblem und benennen es sehr genau. Im nachfolgenden Text setzen Sie dann diese genaue Bezeichnung ein, wo dort „dieses Problem“ steht. Dabei reiben Sie immer den „heilenden Punkt“, ausgenommen bei der Zeile „Zukunft“ und „Verdienst“ (hier klopfen Sie die Punkte 4 und 5), und wiederholen jedes Statement 3 mal.

Global	Ich liebe und akzeptiere mich ganz und gar, auch mit meinen Problemen und Begrenzungen (3x)
Behalten	Ich liebe ... ..., auch wenn ich dieses *Problem* behalten will (3x)
Zukunft	Sie klopfen dabei den Punkt 4: Ich liebe ... ..., auch wenn ich dieses *Problem* behalten werde (3x)
Verdienst	Sie klopfen dabei den Punkt 5: Ich liebe ... ..., auch wenn ich es nicht verdiene, dass das *Problem* weggeht (3x)
Sicher	Ich liebe ... ..., auch wenn es für mich nicht sicher ist, ob das *Problem* weggeht (3x)
Erlaubnis	Ich liebe ... ..., auch wenn es für mich unmöglich ist, dass das *Problem* weggeht (3x)
Notwendig	Ich liebe ... ..., auch wenn ich nicht alles tue, was notwendig ist, dass das *Problem* weggeht (3x)
Vorteil	Ich liebe ... ..., auch wenn es mir keinen Vorteil bringt, wenn das *Problem* weggeht (3x)
Besonderheit	Ich liebe ... ..., auch wenn ich eine besondere Blockierung habe, um über das *Problem* wegzukommen (3x)

Das Akupressur-Klopfen

Aus über 600 Meridianpunkten an unserem Körper wählen wir ein starkes Dutzend aus. Sie entsprechen den zwölf Hauptmeridianen, die nach der chinesischen Medizintradition den Energiefluss im Körper repräsentieren. Wie diese Meridianpunkte nach jenem Paradigma bezeichnet werden, braucht uns hier nicht weiter zu beschäftigen. Man kann es in jedem Akupunkturbuch nachlesen. Für unseren Zweck ist es jedoch notwendig, die genaue Lokalisierung der Meridianpunkte zu übernehmen. Die ersten 12 Meridianpunkte werden nun in der Reihenfolge dargestellt, wie wir sie in der Energie Feld Therapie verwenden (siehe **Ausklappseite am Buchende**).

1. Der erste Punkt liegt am inneren Anfang der Augenbraue (links oder rechts). (Am einfachsten treffen wir diese ersten sieben Punkte, wenn wir uns anfangs vor einem Spiegel kontrollieren).
2. Der Punkt 2 ist am äußeren Ende des Auges.
3. Auf dem Jochbein unterhalb der Mitte des Auges liegt der 3. Punkt. Bei genauem Tasten spürt man eine kleine Kerbe im Jochbein.
4. Dieser Punkt liegt in der Mitte zwischen der Oberlippe und dem Nasenansatz.
5. Der Punkt 5 liegt in der Mitte unterhalb der Unterlippe, oberhalb des Kinns.
6. Der Punkt 6 befindet sich unterhalb des inneren Anfangs des Schlüsselbeins. Man findet ihn einfach, wenn man sich vom Grübchen *(jugulum)* unterhalb des Adamsapfels 3 cm nach unten und circa 3 cm seitlich nach rechts oder nach links bewegt.
7. Den Punkt 7 lokalisiert man so: ca. 10 cm unterhalb der Mitte der Achselhöhle (bei Männern auf der Höhe der Brustwarze; bei Frauen: am oberen Rand des BH`s).
8. Der Daumenpunkt liegt auf der dem Körper zugewandten Seite an der Ecke des Nagelbetts.
9. Der neunte Meridianpunkt liegt an der Ecke des Nagelbetts des Zeigefingers, die dem Daumen am nächsten liegt.

10. Ähnlich wie beim neunten Meridianpunkt ist es mit dem Mittelfinger als 10. Meridianpunkt
11. Ähnlich wie beim neunten Meridianpunkt ist es mit dem kleinen Finger als 11. Meriadianpunkt.
12. Der 12. Meridian-Klopfpunkt wird auch der *Karatepunkt* genannt; wohl deshalb, weil er sich in der Mitte der Handkante befindet, die bei Karateschlägen benutzt wird.

Zu erwähnen ist noch der *Serienpunkt*: Sie machen eine Faust mit der linken Hand. Auf dem Handrücken zwischen Ihrem Ring- und kleinen Finger können Sie ein kleines Tal spüren. Circa 2.5 cm in Richtung Handgelenk liegt dann dieser *Serienpunkt.* Wenn Sie ihn gefunden haben, können Sie Ihre Faust loslassen.

Die Brücke (Gehirnbalance)

Teil der Energie-Feld-Therapie-Intervention ist die sogenannte *Brükke.* Aus der Erfahrung des *Neurolinguistischen Programmierens* (NLP) wissen wir, wie wir auf die linke und rechte Hemisphäre des Gehirns Einfluss nehmen können. Dies nutzen wir als Teil des Energie-Feld-Therapie-Instrumentariums. Jeweils nach der Klopfakupressur wendet man die neun Schritte der Brücke an:

1. Sie klopfen während der ganzen Prozedur den Serienpunkt auf Ihrem Handrücken.
2. Sie schließen die Augen.
3. Sie öffnen die Augen.
4. Ohne den Kopf zu bewegen, schauen Sie nach unten links, dann nach unten rechts.
5. Sie rollen mit „großen Augen" im Uhrzeigersinn, als ob Sie ein riesiges Zifferblatt ablesen wollten.
6. Dasselbe tun Sie im Gegenuhrzeigersinn.
7. Sie summen ein paar Takte eines Liedes
8. Sie zählen von 1 bis 5
9. Sie summen nochmals ein paar Takte.

Das Augengleiten

Ein weiterer Teil der Energie-Feld-Therapie-Intervention ist das *Augengleiten.* Es ist eine einfache Technik zur Reduzierung von Stress und zur Integration von Veränderungen. Während Sie den *Serienpunkt* beklopfen, schließen Sie die Augen, öffnen die Augen. Ohne den Kopf zu bewegen, schauen Sie nach unten. Ihre Augen folgen dann einem unsichtbaren geraden Strich bis zur Decke, dann weiter, bis der Blick über Ihnen ruht, und dann wieder langsam zurück. Das Augengleiten dauert ca. 10 sec.

Die Aspekte

Wenn Sie die Erfahrungsberichte im zweiten Teil dieses Kompendiums lesen, werden Sie immer wieder auf ein Phänomen stoßen, das wir *Aspekte* nennen. Damit bezeichnet man ein Geschehen, das ab und zu bei der Energie Feld Therapie in Erscheinung tritt. Wenn wir mit jemandem ein Angstthema bearbeiten, bei dem die *SSS* vielleicht bei 9 steht, dann kann es vorkommen, dass diese nach der ersten oder zweiten Meridian-Klopf-Runde auf 5 oder 6 zurückgeht und dort stehen bleibt. Auch bei weiteren Runden bewegt sie sich nicht mehr.

Man könnte meinen, dass diese Intervention nicht wirkt. Dem ist nicht so. Immerhin ist die Intensität von 9 auf 5 – 6 gefallen. Ein wichtiges Thema kommt nun in Betracht: Hinter dem ersten, angegangenen Thema taucht ein zweites auf. Wir nennen dies einen *neuen Aspekt.* Vielleicht hat dieses neue Thema mit dem ersten direkt zu tun. Dann übernehmen wir es und beginnen wieder eine neue „Runde“.

Es kann aber auch vorkommen, dass wir zuerst denken, dass das zweite mit dem ersten kaum Berührung hat. Vielleicht kann auch ein Zeitsprung von mehreren Jahrzehnten dazwischen liegen. Vielleicht taucht auch ein dritter oder vierter Aspekt auf. Alle Varianten können vorkommen. Ein Klient meinte einmal: „Bei mir sind Kraut und Rüben in einem Sack beieinander“.

Ich vergleiche dieses Phänomen mit den *Schalen einer Zwiebel.* So können auch verschiedene Aspekte einen zentralen Punkt umhüllen. Unsere Aufgabe ist nicht, darüber zu entscheiden, ob das sein kann oder nicht, sondern das anzunehmen, was das Vor- oder Unterbewusste anbietet.

Wenn also ein neuer Aspekt auftaucht, dann akzeptieren Sie das ruhig und lassen Sie sich von Ihrer inneren Weisheit leiten.

Die Anwendung der Energie Feld Therapie

Aufmerksamkeits-Defizit-Syndrom (ADS)

Heiner, ein erfolgreicher Unternehmer, kam, um einige „Unarten“ loszuwerden. Er hatte seit Jahren die Angewohnheit, Bleistifte zu kauen, mit den Fingerspitzen zu trommeln und schmatzend Kaugummi zu kauen. Er habe es satt, von Frau, Mitarbeitern und Freunden immer wieder frotzelnd darauf hingewiesen zu werden. Er habe auch schon alles Mögliche versucht, um diese Unarten abzulegen. Nichts würde helfen. Seit einiger Zeit merke er, dass er das eine oder andere unkonventionelle Verhalten bei Geschäftsverhandlungen an den Tag lege, was ihm sicher keine Sympathie einbringe.

Auf meine Fragen hin, seit wann er diese „Unarten“ bemerke, berichtet er, wie er in der Schule sitzt, vom Lehrer aufgerufen wird, alles vergessen hat und nur noch am Bleistift kauen konnte. Vor einiger Zeit habe ein Psychologe ihm gesagt, er leide an ADS (Aufmerksamkeits-Defizit-Syndrom; engl.: ADD: attention deficit disorder). Das habe er nun im Internet studiert und könne vieles wiedererkennen. Aber er wolle keine Beruhigungsmittel einnehmen. Seine *SSS* war bei 8.

Sein Statement:

„Obwohl ich seit vielen Jahren bei Spannungen Bleistift kaue, mit den Fingern trommle, Kaugummi schmatze, liebe und akzeptiere ich mich so wie ich bin“

„Obwohl ich schon vielerlei probiert habe, davon loszukommen,… …“

„Obwohl ich nicht überzeugt bin, dass ich das hier loskriege,… …“

Seine *SSS* war nun bei 5 und blieb dort stehen. Wir wandten uns dem inneren Bild seiner Angst in der Schule zu:

„Obwohl ich Ärger und Wut auf meinen Vater und manche Lehrer habe,… …“

„Obwohl die mich immer für dumm verkaufen wollten,… …“

Seine *SSS* landete schließlich bei 2. Heiner wollte hier aufhören. Er meinte, das würde ihm vollauf genügen, und ein bißchen Spannung sei auch ganz gut.

Das Protokoll:

1. Sie zentrieren sich auf Ihr Problem und bestimmen Ihre SSS.
2. Balance-Atmen.
3. Sie formulieren ein *Positives Statement*: „Obwohl ich ... ...“ und reiben dabei Ihren „Heilenden Punkt“
4. Sie klopfen die 12 *Meridianpunkte* und wiederholen die Kurzformel: „Mein (Problem, Angst, usw.) ... ...“.
5. Sie klopfen den *Serienpunkt* während der *Brücke-Übung*.
6. Sie erfragen wieder Ihre *SSS*.
7. Sie wiederholen die Schritte 4 – 6, bis Ihre *SSS* bei 0 angekommen ist.

Aufmerksamkeits-Defizit-Hyperaktivitäts-Syndrom (ADHS) bei Kindern

Amelia Conrad, eine EFT-Kollegin in den USA, beschreibt aus Ihrer Praxis folgenden Fall:

„*John,* 14, wurde in Therapie überwiesen wegen seiner Langzeitprobleme mit dem Kinderheim und ADHD. Im Alter von vier Jahren wurde er aus seiner Familie genommen, in verschiedene Pflegeheime gestopft, wurde in einigen davon mißbraucht, litt unter den Beziehungsabbrüchen und Trennung von seinen Eltern und Geschwistern. In der Zeit als ich ihn sah, wohnte er gerade wieder mit seiner Mutter und einem älteren Bruder zusammen. Er besuchte eine öffentliche Schule mit einer Sonderschulabteilung.

Kurz nachdem ich mit ihm zu arbeiten begann, wurde sein *Ritalinspiegel* toxisch. Er nahm diese Arznei schon seit 10 Jahren. Als sie abgesetzt wurde, wurden seine Verhaltensprobleme noch akuter und stärker als die Schule es verkraften konnte.

Die Mutter war in Angst geraten wegen der Ticks ihres Sohnes und wies jede weitere Medikation weit zurück. Ich überwies sie an einen Psychiater, um auch eine zweite Meinung zu hören. Er meinte, dass nach Ansicht des Bundes der Kinderärzte eine Behandlung mit Stimulantien der einzig zugelassene Weg sei. Das Lehrerteam entschied, dass John nur in der Schule bleiben könne, wenn er die Medizin nähme. Mein Argument war, dass Johns Symptome auch von den vergangenen traumatischen Erfahrungen herrühren könnten und dass ihn das *Ritalin* durch all die Jahre genug im Zaum gehalten habe. Und es wäre auch möglich, dass es ihm dadurch nicht möglich war, positive Verhaltensweisen zu entwickeln. Nach langen Debatten stimmten alle Seiten zu, es für einen Monat mit TFT bzw. EFT zu versuchen mit der Warnung, dass er sofort wieder Medikamente einnehmen müsse, wenn am Ende des Monats keine Erfolge sichtbar wären.

John war kooperativ, soweit man das von einem Teenager erwarten kann. Es war mir möglich, für kurze Phasen seine Aufmerksamkeit zu bekommen. Ich arbeitete mit seinen Zielen, soweit sie dem entsprachen, was die Gremien wollten. Er ließ nichts zu in Richtung früherer

Traumata. Ich erklärte ihm, was „flashbacks“ (Erinnerungsblitze) seien. Ich fragte ihn, ob er je schon mal eine solche Erfahrung gemacht habe, die ihn regelrecht verfolgte. Er erzählte von zwei jüngst erlebten Gegebenheiten. Er „beklopfte“ diese Themen. Ich vertraute dabei auf dem Verallgemeinerungseffekt (Dominoeffekt), das heißt: Es können verwandte Traumata als eine Einheit behandelt werden. In der zweiten Runde, nach der Sequenz, gebrauchte ich eine Variante, die ich bei meiner NLP-Lehrerin Nancy Saltzman und von meiner HBLU-Lehrerin Judith Swack gelernt habe: man benutzt hypnotherapeutische Sprachformen, ungefähr so:

Erlaube Deinem Höheren Selbst/Deinem Unterbewussten, Dich an die Stelle zurückzuführen, wo diese Muster begonnen haben ... (klopfen) ... Du brauchst nicht zu wissen, wo oder wann das anfing, erlaube nur Deiner Höheren Macht/ Deinem Unbewussten, Dich dort hinzuführen ... (klopfen) ... und wenn Du bei der Urszene angekommen bist, dann erlaube Deiner Höheren Macht/Deinem Unbewussten, alle negative Energie, negativen Überzeugungen, negativen Gefühle umzuformen ... (klopfen) ... lass sie einfach los, sie dienen Dir nicht und helfen Dir in keiner Weise ... (klopfen) ... Nur wenn diese umgeformt werden, kannst Du daraus etwas lernen ... (klopfen) ... Und wenn dann deine Höhere Macht/ Dein Unbewusstes all die negative Energie, die negativen Überzeugungen, die negativen Gefühle transformiert hat, dann erlaube Deinem Unterbewussten, Dich wieder in die Gegenwart zurückzubringen und zwar nur so schnell, wie es die negative Energie, die negativen Überzeugungen, die negativen Gefühle loslösen kann von allen darauf folgenden Ereignissen, und dabei kannst Du dann alle die Erfahrungen von der Vergangenheit bis heute mitnehmen ... (klopfen) ... und klopfe dabei solange auf Deinen kleinen Finger, bis Deine Höhere Macht / Dein Unbewusstes Dir mitteilt, dass Du nun den ganzen Weg bis in die Gegenwart gegangen bis ...

Am Ende des Monats sahen wir einigen Fortschritt, der der Schule aber nicht genügte. Alle stimmten überein, dass das Hauptziel sei, John in der Schule zu halten. Die Mutter stimmte auch zu, die Vereinbarung zu halten und erlaubte, dass ihrem Sohn wieder verschiedene Stimulantien gegeben wurden. Langsam wurde alles besser. Wir arbeiteten an Verhaltensveränderungen, wie die Schule es wollte, außerdem an anderen Verhaltensauslösern. Wir verwendeten NLP-Anker, um positive Kräfte zu verstärken, und wir machten weiter mit TFT/EFT.

John war glücklich, die Mutter war glücklich, die Schule war glücklich und ich war froh wegen der Fortschritte, jedoch ganz durcheinander, weil TFT/EFT versagt hatte und wir dieses Kind wieder der Medikation überliefern mussten.

John machte den Schulabschluß. Ich traf mich mit der Mutter, um mit ihr die Zeiten für die Behandlung zu besprechen und Alternativen aufzuzeigen. Ich beglückwünschte sie für ihre Flexibilität und die Fortschritte, die ihr Sohn gemacht hat, wenn auch unsere alternative Therapie nicht so effektiv war, wie wir hofften und wir auch die Medikation wieder aufnehmen mussten.

Die Mutter sah mich lange an, die Augenbrauen hochgezogen. *Was ist*?, fragte ich. Sie antwortete: *Ich wollte Ihnen das ja nicht sagen ... Aber ich gab John nie seine Medizin. Die einzige Dosis, die er bekam, war die, die sie ihm damals mittags in der Schule verabreichten.* John blieb stabil und war guter Dinge, auch bei Nachuntersuchungen nach drei und sechs Monaten."

Amelia Conrad, LICSW. Email: ConradHYP@aol.com

Das Protokoll:

1. Sie zentrieren sich auf Ihr Problem und bestimmen Ihre *SSS*.
2. *Balance-Atmen*.
3. Sie formulieren ein *Positives Statement*: „Obwohl ich ... ...“ und reiben dabei Ihren *Heilenden Punkt,*
4. Sie klopfen die 12 *Meridianpunkte* und wiederholen die Kurzformel: „Mein (Problem, Angst, usw.) ... ...“.
5. Sie klopfen den *Serienpunkt* während der *Brücke-Übung*.
6. Sie erfragen wieder Ihre *SSS*.
7. Sie wiederholen die Schritte 4 – 6, bis Ihre *SSS* bei 0 angekommen ist.

Nachtrag zum Thema Ritalin:

Vielleicht ist es für Sie interessant, ein paar Informationen zu diesem Medikament zu lesen. Am 19. 8. 2001 berichtet die *Richmond Times Dispatch* anläßlich des bevorstehenden Schuljahresanfangs über die Auseinandersetzungen über Ritalin:

Es herrscht „.....ein zunehmender Kampf wegen Ritalin und anderen Medikamenten, die gebraucht werden, um Millionen Kinder mit Verhaltens- und emotionalen Problemen in der Schule zu behandeln. Pharmafirmen brechen mit einer 30jährigen Tradition, den Eltern gegenüber Zurückhaltung zu üben in Bezug auf Reklame, die ihnen die Idee verkaufen will, Medikamente wären die Antwort auf die Schulschwierigkeiten ihrer Kinder.

Ferner wird berichtet, dass die ersten Staaten bereits Gesetze erlassen haben, die den Beratungsstellen und dem Schulpersonal verbieten, Hinweise auf solche Medikamente zu geben.

Nun die beeindruckenden Zahlen:

Letztes Jahr haben Ärzte (hier in USA, d.A.) fast 20 Millionen Rezepte für solche Stimulantien verschrieben, wie IMS, eine Gesundheits-Informations-Firma mitteilt. Die meisten dieser Rezepte wurden für Kinder verschrieben, meistens für Jungen. Diese Medikamente brachten letztes Jahr einen Umsatz von $ 758 Millionen (umgerechnet, über 1,6 Milliarden DM), 13% mehr als im Vorjahr.

Im gleichen Bericht wird am Beispiel einer Mutter demonstriert, wie die Institutionen damit umgehen:

Patricia Weathers aus Millbrook, N.Y., berichtet, die Schule ihres Sohnes habe ihr geraten, ihren Sohn – erstes Schuljahr – auf Ritalin zu setzen. Im vierten Schuljahr zeigte er Anzeichen schwerer Angstzustände, verbiß sich in seine Kleider und Papiere. Als Frau W. ihm dann keine Medikamente mehr gab, wandte sich die Schule an das Jugen(schutz)amt und klagte sie an, sie vernachlässige ihr Kind in Hinsicht auf Medikamente.

Frau W.: *Da kommen der Schulpsychologe, die Lehrer, der Schulleiter zu dir, bombardieren dich und sagen, dass dies der einzige Weg sei. Ich habe dem nachgegeben, und ich glaube, alle Eltern geben da* *nach. Die wollen doch das Beste für ihr Kind. Wenn dann die Profis einem sagen, dass das richtig ist, dann denkst du: Die müssen`s ja wissen.*

Sie denkt wie viele Eltern, dass Ritalin zu oft verschrieben wird. Sie beklagt, dass es keine wissenschaftliche Basis für die Diagnose „ADHS" gibt in Bezug auf die Störungen, für die es verschrieben wird. *Du kannst mir nicht erzählen, die Kinder hätten diese Gehirnstörung nur während der Schulzeit, jedoch während der Sommerferien geht`s ihnen gut!* meint Frau W., die nun ihren Sohn zuhause unterrichtet.

Soweit der Artikel aus der Zeitung.

Ich möchte noch eine Bemerkung von Gary Craig hinzufügen. Im Vorspann zu dem obigen Bericht von Amelie Conrad schreibt er: „Beachten Sie auch, dass es zwei Wege gibt, wie ADS und ADHS entstehen können. Der eine hat zu tun mit unerledigten emotionalen Themen (wie diejenigen, die Amelia anspricht. Der andere Weg hat zu tun mit allergischen Reaktionen auf Substanzen wie Zucker, Coffein, Weizen, Pestizide, usw., die in der Tat solche Probleme hervorrufen. In dem Buch „Is This Your Child?" von Dr. med. Doris Rapp können Sie die beeindruckenden Beweise für die zweiten Ursachen nachlesen."

Ängste

Eine deutsche Kollegin berichtet über *Angst vorm Zahnarzt*:

Eine 22jährige Frau war seit mehr als 10 Jahren nicht beim Zahnarzt gewesen aus Angst vor der Spritze und dem Gefühl „ausgeliefert zu sein". Ihr wurde als junges Mädchen beim Kieferorthopäden ohne vorherige Absprache einfach ein Zahn gezogen, daher die Ängste. Wenn sie nur an den Zahnarztbesuch dachte, brachen Fluchtgedanken, verbunden mit Schweißausbrüchen aus. Nachdem eine Behandlung unumgänglich wurde und auch mit Schmerzmitteln nicht mehr hinausgezögert werden konnte, wandte sie sich an mich. Der Pegel war auf "10". Nach zwei Durchgängen auf "7", und sie ging zum Zahnarzt zur Vorbesprechung. Vor dem nächsten Termin, an dem die Behandlung beginnen sollte, habe ich einen EFT-Durchgang mit ihr gemacht, und der Pegel sank auf "2". Sie ging hin, und seitdem ist die Angst weg. Sie hatte etliche Behandlungen und geht mittlerweile gerne hin.

Ein anderer Fall von Angst:

Raimund, Mitte 40, berichtet von einem Vorgang, der ihm kürzlich widerfahren ist und in dem er ein Muster entdeckt: jedesmal, wenn ein Polizist oder Uniformierter auf ihn zukommt, bei einer Verkehrs- oder Passkontrolle, gerät er in einen Zustand, in dem er nicht mehr klar denken kann . Seine Bewegungen werden zittrig, seine Stimme gebrochen. Er erlebt, wie Adrenalin seinem Körper einen Stoß versetzt und der Schweiß ausbricht. Er bezeichnet seinen Zustand als „Kellenangst".

Seine *SSS* war bei 10. Nach der ersten Runde fällt ihm eine „Urszene" ein: Seine Familie flieht aus der DDR über die Grenze nach West-Berlin. Als kleiner Junge wird ihm von seinem Vater eingeschärft, unter keinen Umständen etwas zu sagen oder Angst zu zeigen. Tatsächlich wurden sie von Vopos angehalten und kontrolliert. Der kleine Junge hat dicht gehalten – wenigstens nach außen. Nach der zweiten Runde war seine *SSS* bei 0 – 1.

Das Protokoll:

1. Sie zentrieren sich auf Ihr Problem und bestimmen Ihre *SSS*.
2. *Balance-Atmen*.
3. Sie formulieren ein *Positives Statement*: „Obwohl ich ... ...“ und reiben dabei Ihren *Heilenden Punkt*.
4. Sie klopfen die 12 *Meridianpunkte* und wiederholen die Kurzformel: „Mein (Problem, Angst, usw.) ... ...“.
5. Sie klopfen den *Serienpunkt* während der *Brücke-Übung*.
6. Sie erfragen wieder Ihre *SSS*.
7. Sie wiederholen die Schritte 4 – 6, bis Ihre *SSS* bei 0 angekommen ist.

Für Kurzinterventionen:

1. Sie bestimmen Ihre *SSS*.
2. Sie formulieren ein *Positives Statement*: „Obwohl ich ... ...“ und reiben dabei Ihren *Heilenden Punkt*.
3. Sie klopfen die *Meridianpunkte* 3, 4, 5, 7, 6 und wiederholen die Kurzformel: „Mein (Problem, Angst, usw.)“
4. Sie bestimmen wieder Ihre *SSS*.

Bettnässen

Bettnässen bringt gewöhnlich für alle Beteiligten Stress, eine Menge Ärger und zusätzliche Arbeit. Tadel und ernste Mienen der Eltern können für bettnässende Kinder zusätzlichen emotionalen Druck bedeuten, was die Situation sicher nicht verbessert. Das Kind fühlt sich oft als Versager. Die geheime Botschaft, wie Berater und Therapeuten wähnen, wird erst recht nicht in den Mittelpunkt gerückt. Dieses „Weinen nach unten" hat oft die Funktion des Hilfeholens für die gesamte Familie.

Das Angebot der Energie Feld Therapie für Bettnässen ist keine gesamtsystemische Intervention für die gesamte Familie. Aber dem oft sehr leidenden Kind kann meist sehr schnell geholfen werden.

Ein 10jähriger Junge wird von einer alleinerziehenden Mutter in die Praxis gebracht. Seit einigen Monaten würde er nachts „U-Boot fahren", war der Kommentar der Mutter. Sie wisse nicht, woher das auf einmal komme. Der Junge würde schweigen, der Kinderarzt wisse auch nicht weiter. Wir verzichteten auf weitere Anamnesen und fingen gleich mit seiner *Subjektiven Stress Skala* an: bei 10.

Sein *positives Statement*: „Obwohl ich das Bett nass mache, liebe und … …" (*SSS*: 8).

„Obwohl ich nicht glaube, dass es anders wird, liebe ......" (*SSS*: 5).

„Obwohl ich Angst habe, in meiner Klasse könnte es jemand mitkriegen, liebe ……… (*SSS*: 1 – 2, und dabei blieb es).

Etwas später rief die Mutter an, der Junge habe sich eine eigene Tafel mit den 12 Klopfpunkten gezeichnet. Und: Seitdem ist das Bett morgens trocken! Der Junge habe mal in einem Nebensatz erwähnt, seine Angst habe mit einer Drohung seines Lehrers begonnen, der meinte, wenn er weiterhin so viele Fehler im Diktat mache, würde er das Gymnasium nicht schaffen.

Für das *Protokoll mit Kindern* kann man kein starres Reglement vorgeben. Wenn Sie als Eltern vorhaben, mit Ihrem Kind die Energie Feld Therapie durchzuführen, empfiehlt es sich, die richtige Sprachhöhe einzuhalten.

Sinngemäß sollten schon die einzelnen Elemente vorkommen:

Subjektiven Stresspegel beschreiben lassen (in Zahlen oder Beschreibungen wie ☺ 😐 ☹ einsetzen)

Ein *positives Statement*: „Obwohl ich manchmal nachts mein Pipi nicht halten kann, bin ich doch ein sehr liebenswertes (o.ä.) Kind".

Währenddessen können Sie dann den *Serienpunkt* beklopfen.

Als *Meridianpunkte* nehmen Sie dann: *1, 3, 4, 6, 7 und 12* .

Danach wieder *die SSS* bestimmen.

Als kleiner Verstärker kann das Kind den *Karatepunkt* (Handflächenkante, Nr. 12) zwischendurch oder vor dem Einschlafen selbst ausführen, zusammen mit einem positiven Statement.

Depression, Frustration, Enttäuschung

Friedrich (Anfang 30, ledig) arbeitet in einer staatlichen Behörde. Er hat eine Stabsstelle und wird mit oft schwierigen Aufgaben beauftragt. Für seine Projekte muss er teilweise die Finanzierung, wie er sagt, zusammenbetteln. Er meint, dass sein natürlicher Charme und seine Kreativität wegen der Dickköpfigkeit der Kolleginnen und Kollegen „flöten gehen“. Sein Chef würde ihn auch nur pro forma unterstützen. Friedrich will dennoch seine Ideen entwickeln.

Er kommt immer mehr „an das Ende der Fahnenstange“. Als junger Beamter will er sich das aber nicht auf die Dauer antun. Außerdem schade das seiner Karriere. Darum strengt er sich an, bis ihm „die Puste ausgeht“. Diese Frustrationswellen werden immer kürzer, und die depressive Grundstimmung wird immer tiefer. Er will da raus!

Seine *SSS*: 8 – 9. *Statement*: „Obwohl ich die Schnauze manchmal voll habe, liebe … ...“.

Nach zwei Runden: *SSS* 6 – 7: „Obwohl ich manchmal richtig depressiv werde, liebe ……“. „Obwohl ich manchmal meinen Chef hasse, liebe ... ...“.

Seine *SSS* blieb auf dieser Höhe. Er äußert dann, dass er hinter seinem Chef seinen Vater aufblitzen sah. So nahmen wir das als Hinweis für die nächsten Statements: „Obwohl ich von meinem Vater öfters hängen gelassen wurde, liebe … ...“. „Obwohl er trotzdem gute Leistungen forderte, liebe … ...“.

Mit etwas feuchten Augen und nach tiefem Durchatmen sagte er: „Ich glaub, ich hab“s!“

Später berichtete er, er fühle keinen Frust mehr, wenn er zur Arbeit komme. Er habe außerdem die Strategie entwickelt, gleich anfangs mit seinem Auftraggeber die Parameter für seine Projekte auszuhandeln.

Das Protokoll:

1. Sie zentrieren sich auf Ihr Problem und bestimmen Ihre *SSS*.
2. *Balance-Atmen*.
3. Sie formulieren ein *Positives Statement*: „Obwohl ich ... ...“ und reiben dabei Ihren *Heilenden Punkt*.
4. Sie klopfen die 12 *Meridianpunkte* und wiederholen die Kurzformel: „Mein (Problem, Angst, usw.) ... ...“.
5. Sie klopfen den *Serienpunkt* während der *Brücke-Übung*.
6. Sie erfragen wieder Ihre *SSS*.
7. Sie wiederholen die Schritte 4 – 6, bis Ihre *SSS* bei 0 angekommen ist.
8. *Augengleiten*

Für Kurzinterventionen:

1. Sie bestimmen Ihre *SSS*.
2. Sie formulieren ein *Positives Statement*: „Obwohl ich ... ...“ und reiben dabei Ihren *Heilenden Punkt*.
3. Sie klopfen die *Meridianpunkte* 3, 4, 5, 7, 6 und wiederholen die Kurzformel : „Mein (Problem, Angst, usw.) ... ...“.
4. Sie bestimmen wieder Ihre *SSS*.

Zum Thema „Depression“ möchte ich Gary Craig, den wohl erfahrensten Lehrer im Rahmen der EFT, zitieren:

„Ich übe dieses Akupunkturklopfen seit 1991 aus. Ich finde, dass es drei Kategorien von Depression gibt. Beachten Sie dabei, dass keine dieser Kategorien in ein medizinisches Modell passt. Auch werden keine Medikamente verabreicht. In allen drei Kategorien jedoch wird wesentliche, wenn nicht sogar völlige Erleichterung erzielt. Könnte es nicht sein, dass Störungen im Energiefeld Vorboten sind für die chemischen Ursachen, die die medizinische Forschung entdeckt hat? Wenn dem so ist, könnte das ein interessantes Gebiet für die Medizinforschung werden.

Das sind die Kategorien:

1 Die Depression, die nach ein paar Minuten Klopfen einfach verschwindet.
2 Die Depression, die auf Grund von zahlreichen unerledigten emotionalen Themen verursacht wird, wie zum Beispiel: Schuld, Angst, Wut usw. Diese Kategorie verlangt in der Regel eine qualifizierte Anwendung durch einen Energie Feld Therapeuten, der in der Lage ist, die verschiedenen emotionalen Grundthemen zu orten und zu behandeln.
3 Die Depression, die ihren Grund in einer Reaktion auf bestimmte Stoffe oder auf allergische Reaktionen zu haben scheint. Bei verschiedenen Gelegenheiten habe ich erlebt, dass die Symptome aufhörten, sobald die offensiven Stoffe abgesetzt wurden.

Diese Kategorien sollen nicht so verstanden sein als seien sie *die* Antwort auf das Thema Depression. Sie sind einfach ein Ergebnis meiner Erfahrung.“

Gary Craig

Eifersucht und Neid

Jupp, seit 8 Jahren verheiratet, 2 Kinder, wird von der Psychiatrie überwiesen mit der Bitte, die Nachsorge zu übernehmen. Jupp sei zwangsweise in die Psychiatrie eingewiesen worden, weil er vor dem Haus seiner getrennt lebenden Frau randaliert habe. Er habe u.a. Fenster eingeschlagen, um einzusteigen und seine Frau und Kinder wieder in seine Wohnung zurückzuholen. In der Psychiatrie war er dann beruhigt worden und einigermaßen ansprechbar. Seine Frau habe die Anzeige gegen ihn unter der Bedingung zurückgezogen, dass er sich in psychiatrische Behandlung begebe. Sonst würde sie wieder Anzeige erstatten.

Jupp berichtet, wie er tage- und nächtelang die Wohnung seiner Frau und Kinder belagert und beobachtet und sich immer in die Vorstellung hineingesteigert hätte, wenn er nur seine Frau wiedersehen könnte, dann würde alles wieder gut. Aber dann sei ein Mann am Haus ausgestiegen, der wahrscheinlich zu seiner Frau ging. Da sei er durchgedreht.

Auf die Frage, was ihn am meisten Schmerzen mache, meinte er: dass sie vielleicht einen anderen Mann kennengelernt habe und dass dann seine Hoffnung auf Versöhnung zerstört würde.

So fingen wir an mit der *SSS:* zwischen 8 und 9. „Obwohl ich nicht aushalten kann, wenn sie einen anderen Mann kennenlernt, liebe und akzeptiere ich … ...“

Sein Statement war sehr flach und für mich unglaubwürdig. Auf meine Frage hin meinte er, er könne diesen Satz nur nachsagen, aber glauben könne er es nicht. Er könne sich so nicht annehmen. Wir fuhren fort: „Obwohl ich mich nicht lieben und akzeptieren kann, spreche ich nach: liebe und akzeptiere ich mich“. Beim zweiten Mal musste er lachen. Dann wiederholte er das Statement ganz überzeugend. Seine *SSS* war bei 6.

Er wählte als nächstes: „Obwohl ich rasend vor Eifersucht bin, liebe und … ...“. „Obwohl ich mich dann völlig vergessen kann, liebe und … ...“ „Obwohl ich mich dann schäme, liebe und … ...“. Seine *SSS* blieb bei 3 stehen.

Bei der nächsten Sitzung berichtete er, wie das alles in ihm gewirkt habe. Ihm sei zwar besser, aber nicht leichter geworden. Mit ihm stimme was nicht. Aber er wisse nicht was. Seine *SSS* war wieder bei 7. „Obwohl ich nicht weiß, was mit mir los ist … …“.

Nach zwei weiteren Runden Klopfen kam dann ein weiterer Aspekt zum Vorschein: „Wissen Sie, ich habe eine panische Angst vor dem Alleinsein.“ Unser nächster Schritt: „Obwohl ich panische Angst vor dem Alleinsein habe, liebe … ...“.

Nach einigen Runden und Gesprächen war er ruhig geworden und meinte, er sei gestern absichtlich am Haus seiner Frau vorbeigefahren und habe „ausprobiert“, wie das Klopfen funktioniert. „Und es funktioniert. Ich war zwar etwas aufgeregt, aber bei weitem nicht ausgerastet oder durchgedreht wie neulich.“

Das Protokoll:

1. Sie zentrieren sich auf Ihr Problem und bestimmen Ihre *SSS*.
2. *Balance-Atmen.*
3. Sie formulieren ein *Positives Statement*: „Obwohl ich ... ...“ und reiben dabei Ihren *Heilenden Punkt,*
4. Sie klopfen die 12 *Meridianpunkte* und wiederholen die Kurzformel: „Mein (Problem, Angst, usw.) ... ...“.
5. Sie klopfen den *Serienpunkt* während der *Brücke-Übung*.
6. Sie erfragen wieder Ihre *SSS*.
7. Sie wiederholen die Schritte 4 – 6, bis Ihre *SSS* bei 0 angekommen ist.

Für Kurzinterventionen:

1. Sie bestimmen Ihre *SSS*.
2. Sie formulieren ein *Positives Statement*: „Obwohl ich ... ...“ und reiben dabei Ihren *Heilenden Punkt.*
3. Sie klopfen die *Meridianpunkte* 10, 7, 6 und wiederholen die Kurzformel : „Mein (Problem, Eifersucht, usw.) ... ...“.
4. Sie bestimmen wieder Ihre *SSS*.

Ekel vor Sex

Sophie, 42, leidet an der Vorstellung, mit ihrem Mann, der sie sehr liebt, sexuell verkehren zu müssen. Schon früher hat sie diesen Widerwillen in sich gespürt, ihn aber durch häufigen Partnerwechsel vor sich und anderen vertuschen können. Nun lebt sie schon seit einigen Jahren mit ihrem Mann zusammen. Trotzdem empfindet sie permanenten Druck, sexuell bereit sein zu müssen, was sie einfach nicht vermag. Sie spüre Ekel und Abscheu, wenn sie an Sex denke. Wenn sie nicht mehr ausweichen kann, empfinde sie es jedesmal wie eine Vergewaltigung.

Ihre *SSS* war bei 10, als sie sich nur vorstellte, abends vor dem Fernseher zu sitzen und zu wissen, dass „es" wieder von ihr erwartet wurde. Ihr Statement: „Obwohl ich keine Lust empfinden will, liebe ich … ...". „Obwohl ich mich vor Sex ekle, … ...".

Ihre *SSS* war bei 8, nach dem Serienpunkt bei 5. Nach der dritten Runde bei 0.5. Ihr Kommentar danach war: „Ich kann es nicht glauben, aber ich habe Schmetterlinge im Bauch. Ich glaub, ich hab Lust auf meinen Mann!"

Zwei Tage später: „Es war einfach toll!". Ein Monat später: „Ich habe wieder dieses Ekelgefühl. Aber was sich geändert hat: Ich schaue mehr auf mich. Ich habe mir in letzter Zeit einige Dessous gekauft." Es scheint noch eine wiederkehrende Psychische Umkehrung am Werk zu sein.

Das Protokoll:

1. Sie zentrieren sich auf Ihr Problem und bestimmen Ihre *SSS*.
2. *Balance-Atmen*.
3. Sie formulieren ein *Positives Statement*: „Obwohl ich ... ...“ und reiben dabei Ihren *Heilenden Punkt.*
4. Sie klopfen die 12 *Meridianpunkte* und wiederholen die Kurzformel: „Mein (Problem, Angst, usw.) ... ...“.
5. Sie klopfen den *Serienpunkt* während der *Brücke-Übung*.
6. Sie erfragen wieder Ihre *SSS*.
7. Sie wiederholen die Schritte 4 – 6, bis Ihre *SSS* bei 0 angekommen ist.

Für Kurzinterventionen:

1. Sie bestimmen Ihre *SSS*.
2. Sie formulieren ein *Positives Statement*: „Obwohl ich ... ...“ und reiben dabei Ihren *Heilenden Punkt.*
3. Sie klopfen die *Meridianpunkte* 2, 3, 7, 6 und 8 und wiederholen die Kurzformel: „Mein (Problem, Angst, usw.) ... ...“.
4. Sie bestimmen wieder Ihre *SSS*.

Flugangst

Bei einer Zwischenlandung in Paris beobachtete ich einen Mann, ca. 50 Jahre alt, seriös gekleidet. Als bekannt gegeben wurde, dass wir wahrscheinlich wegen eines technischen Defekts ein bis zwei Stunden verspätet abfliegen würden, kam er richtig ins Schwitzen. Nach einiger Zeit sprach ich ihn an und fragte, ob er sich wegen der Verspätung sehr unter Termindruck fühle: Nicht nur deswegen, er sei immer „am Rande", wenn er in einen solchen „fliegenden Sarg" steigen müsse, besonders aber, wenn nicht alles glatt ginge. Und seit dem Concorde-Drama sei es noch schlimmer geworden. Ich bot an, ihm mit Energie Feld Therapie zu helfen. Seine Skepsis stand ihm ins Gesicht geschrieben. Aber er willigte ein. Wir fanden einen Platz hinter einer Stellwand.

Seine *SSS* war bei 10. Seine Statements:

„Obwohl ich in Panik gerate, wenn ich in einen fliegenden Sarg steigen muß, liebe … ..." (*SSS:* 8).

„Obwohl ich mich schäme, wenn ich nicht wie die anderen erwachsenen Menschen funktioniere, liebe … ..." (*SSS:* 5).

„Obwohl ich mich scheue, darüber zu sprechen, liebe … ..." (*SSS:* 2)

„Restliche Angst … ..." (*SSS*: 1)

Er drehte sich nochmal nach mir um, als wir uns zum Einsteigen einreihten. Ich konnte nur ahnen, wie es ihm zumute war. Während des Fluges teilte sich der Vorhang. Er suchte mich in der „Holzklasse", kam auf mich zu und meinte mit strahlender Miene: „Es wirkt immer noch!"

Das Protokoll:

1. Sie zentrieren sich auf Ihr Problem und bestimmen Ihre *SSS*.
2. *Balance-Atmen*.
3. Sie formulieren ein *Positives Statement*: „Obwohl ich ... ...“ und reiben dabei Ihren *Heilenden Punkt*.
4. Sie klopfen die 12 *Meridianpunkte* und wiederholen die Kurzformel: „Mein (Problem, Angst, usw.) ... ...“.
5. Sie klopfen den Serienpunkt während der *Brücke-Übung*.
6. Sie erfragen wieder Ihre *SSS*.
7. Sie wiederholen die Schritte 4 – 6, bis Ihre *SSS* bei 0 angekommen ist.
8. *Augengleiten*.

Für Kurzinterventionen:

1. Sie bestimmen Ihre *SSS*.
2. Sie formulieren ein *Positives Statement*: „Obwohl ich ... ...“ und reiben dabei Ihren *Heilenden Punkt*.
3. Sie klopfen die *Meridianpunkte* 1, 4, 7, 3, 6 und wiederholen die Kurzformel: „Mein (Problem, Angst, usw.) ... ...“.
4. Sie bestimmen wieder Ihre *SSS*.

Höhenangst

Georgette, Mitte 30, kann nicht auf einen Balkon hinaustreten. Ihr wird schwindlig, wenn sie an einen Abgrund denkt. Ihr Mann schüttelt nur den Kopf über sie, weil sie sonst in allen Dingen des Alltags und des Berufs so tüchtig sei. Sie meidet Wanderungen in den Bergen, hat richtige Angstzustände bei Autofahrten in bergiger Gegend und kann nicht zu Fuß über Brücken gehen, bei denen die Sicht nach unten möglich ist. Sie nimmt an keinen Radtouren teil, ausgenommen in Holland.

Ihre *SSS* war bei 9 – 10.

Ihr Positives Statement: „Obwohl ich Angst vor Abgründen habe … …" Ihre *SSS*: 5.

Statement beim 2. Durchgang: „Obwohl ich weiß, dass mir schwindlig wird … ...

Ihre *SSS*: 0,5

Anschließend betritt sie den Balkon im 4. Stock, hält sich am Geländer fest und schaut nach unten. Ihr Kommentar: „Ich werde meine Tochter auch beklopfen".

Das Protokoll:

1. Sie zentrieren sich auf Ihr Problem und bestimmen Ihre *SSS*.
2. *Balance-Atmen*.
3. Sie formulieren ein *Positives Statement*: „Obwohl ich ... ...“ und reiben dabei Ihren *Heilenden Punkt*.
4. Sie klopfen die 12 *Meridianpunkte* und wiederholen die Kurzformel: „Mein (Problem, Angst, usw.) ... ...“.
5. Sie klopfen den *Serienpunkt* während der *Brücke-Übung*.
6. Sie erfragen wieder Ihre *SSS*.
7. Sie wiederholen die Schritte 4 – 6, bis Ihre *SSS* bei 0 angekommen ist.
8. *Augengleiten*.

Für Kurzinterventionen:

1. Sie bestimmen Ihre *SSS*.
2. Sie formulieren ein *Positives Statement*: „Obwohl ich ... ...“ und reiben dabei Ihren *Heilenden Punkt*.
3. Sie klopfen die *Meridianpunkte* 3, 4, 5, 7, 6 und wiederholen die Kurzformel: „Mein (Problem, Angst, usw.) ... ...“.
4. Sie bestimmen wieder Ihre *SSS*.

Augenprobleme und Tinnitus

Eine Kollegin berichtet, wie man mit Energie Feld Therapie - Interventionen Menschen helfen kann, denen „Hören und Sehen“ vergangen ist:

“Ein Handwerker verkleidete unser Haus und konnte plötzlich nichts mehr sehen – alles verschwamm ihm vor Augen. Mein Mann erzählte ihm von EFT, und er war aus lauter Verzweiflung bereit.

Der Pegel war mehr als "10", nach der ersten Runde fiel er auf "6". Er konnte alles sehen, was in mehr als 1,5 m Abstand war. Nach dem zweiten Durchgang konnte er wieder lesen, ging ungläubig nach draußen und traf den Nagel wieder. Seine Kopfschmerzen waren fast weg. Er litt seit 25 Jahren an Migräne.

Er fand in dieser Behandlung jetzt heraus, dass er sich zu viel Verantwortung in der Familie wie auch im Betrieb auflud. Er hatte auf alles "ein Auge", sagte von sich selber: "Habe Augen wie ein Luchs", wir besprachen die Vor- und Nachteile für ihn und seine Familie und Mitarbeiter. Er führte Veränderungen herbei und fühlt sich heute wohl.

Der beeindruckende Fall eines 34jährigenMannes, der seit seinem 17. Lebensjahr an Tinnitus leidet:

Er war an sämtlichen Uni-Kliniken in Deutschland behandelt worden, und suchte diverse "Heiler" auf . Er kam zu mir aufgrund einer Zeitungsanzeige und war überaus skeptisch. Der Pegel war auf "6". Er veränderte sich nicht, als ich ihn "abklopfte", aber ich spürte sein Interesse und den Willen zur Veränderung seines Zustandes. Im Gespräch kam heraus, dass er sich minderwertig fühlte und seinen ursprünglichen Berufswunsch aufgrund des Hörschadens nicht verfolgen konnte. In Gesellschaften war er eher ruhig wegen der Verunsicherung nicht richtig hören zu können und was "Dummes" zu antworten.

Daraufhin lehrte ich ihn EFT. In mehreren Gesprächen fanden wir heraus, was sich in seinem Leben ändern würde, wenn er keinen Tinnitus hätte. Er war eisern in seinem täglichen "Klopfen" und fand heraus, dass es morgens besser wirkte, ist aber mitllerweile aus Bequemlichkeit zum abendlichen "Klopfen" übergegangen.

Nach 4 Wochen war seine *SSS* auf "2" und ist seitdem konstant. In einem Telefongespräch erzählte er mir in einem Nebensatz, dass er jetzt in seiner Freizeit eine Ausbildung zum Jäger macht. Auf meine Antwort: "Welch in lautes Hobby!" war er völlig überrascht, denn die Veränderung ist ihm schon so selbstverständlich geworden, dass er die Unterschiede zu vor 4 Monaten gar nicht mehr bemerkt.

Das Protokoll

1. Sie zentrieren sich auf Ihr Problem und bestimmen Ihre *SSS*.
2. *Balance-Atmen*.
3. Sie formulieren ein *Positives Statement*: „Obwohl ich ... ...“ und reiben dabei Ihren *Heilenden Punkt*.
4. Sie klopfen die 12 *Meridianpunkte* und wiederholen die Kurzformel: „Mein (Problem, Angst, usw.) ... ...“.
5. Sie klopfen den *Serienpunkt* während der *Brücke-Übung*.
6. Sie erfragen wieder Ihre *SSS*.
7. Sie wiederholen die Schritte 4 – 6, bis Ihre *SSS* bei 0 angekommen ist.
8. *Augengleiten*

Für Kurzinterventionen:

1. Sie bestimmen Ihre *SSS*.
2. Sie formulieren ein *Positives Statement*: „Obwohl ich ... ...“ und reiben dabei Ihren *Heilenden Punkt*.
3. Sie klopfen die *Meridianpunkte* 1, 3, 4, 12 und wiederholen die Kurzformel: „Mein (Problem, Angst, usw.) ... ...“.
4. Sie bestimmen wieder Ihre *SSS*.

Jet Lag

Wer mehrere Zeitzonen überfliegt, kann ein Lied mit mehreren Strophen davon singen, was Jet lag bedeutet: ein Durcheinander im gesamten Biorhythmus . Der Körper ist noch in der Nacht, wenn im Ankunftsland die Mittagssonne scheint. Die Augen fallen einem zu, wenn andere eben frisch und munter das Tagewerk beginnen. Die Verdauung scheint völlig verschoben zu sein.

Diese Unstimmigkeit kann Tage, ja bis zu einer Woche andauern. Man weiß als Regel, dass bei Flügen nach Osten für jede Stunde Zeitdifferenz der Körper circa einen Tag braucht, um das innere Balancesystem wieder anzugleichen. Sie können ihren Körper enlasten, wenn Sie die folgenden Intervention anwenden.

Bei Flügen nach Osten:

Jede Stunde während des Fluges einmal:

1. *Ausgleichs-Atmen* oder *Balance – Atmen.*
2. *Positives Statement*: Obwohl ich meinem Körper einiges zumute … ... (man kann das auch flüstern) und den „Heilenden Punkt" reiben.
3. *Klopfpunkte*: 7 und 6.
4. Die *Brücke.*
5. Nochmals die *Klopfpunkte* 7 und 6.
6. *Augengleiten.*

Bei Flügen nach Westen:

Gleiche Prozedur, jedoch die Klopfpunkte 1 und 6.

Ein guter Rat:

Während des Fluges nur wenig und leichte Kost auswählen, keinen Alkohol, sondern viel Wasser trinken. Sie können sich diese 6 Schritte vor Ihrem nächsten Flug aufschreiben und sie zu ihren *Reiseunterlagen* legen.

Klaustrophobie

Philipp, ein Geschäftsmann, ca. 60 Jahre alt, leidet an panischen Ängsten, wenn er in einen Fahrstuhl einsteigen muß. Seit Jahren hat er es vermieden, mit dem Fahrstuhl zu fahren – nachdem er einmal in einem Lift steckenblieb, der Strom ausfiel und ein aggressiver Hund noch mit drin war. Es sei die reine Panik für ihn geworden. Seither schnaufe er lieber die 10 Stockwerke hinauf, als noch einmal in einen solchen Kasten einzusteigen. Zusätzlich schlimm sei es für ihn, wenn das Licht ausfalle.

Seine *SSS* bewegte sich um 9.

Seine *Positiven Statements*: „Obwohl ich Angst vor Panikattacken habe … ... ("*SSS*: 8).

„Obwohl ich Angst habe, im Fahrstuhl stecken zu bleiben, … ... (*SSS*: 6).

„Obwohl ich Angst habe, ausgeliefert zu sein, … ... (*SSS*: 3).

Nun tauchten wieder neue Aspekte auf: seine Kindheitserinnerungen, als er in einem Kinderheim eingeschnürt worden war, wie er von den Eltern in den Keller – ohne Licht – eingesperrt war, usw.

Er wollte diese Aspekte nicht einzeln angehen, aber er folgte meiner Einladung, den Aufzug im Hause einfach anzuschauen und eventuell auszuprobieren. Und tatsächlich: Er ging mit, betrat den Aufzug und fuhr nach unten und nach oben, ohne Angst, ohne Schweißausbrüche.

Nach einem Monat erfuhr ich, dass er um des „Abspeckens“ willen wieder lieber den Treppenaufgang benütze.

Das Protokoll:

1. Sie zentrieren sich auf Ihr Problem und bestimmen Ihre *SSS*.
2. *Balance-Atmen*.
3. Sie formulieren ein Positives Statement: „Obwohl ich ... ...“ und reiben dabei Ihren *Heilenden Punkt*.
4. Sie klopfen die 12 Meridianpunkte und wiederholen die Kurzformel: „Mein (Problem, Angst, usw.) ... ...“.
5. Sie klopfen den Serienpunkt während der *Brücke-Übung*.
6. Sie erfragen wieder Ihre *SSS*.
7. Sie wiederholen die Schritte 4 – 6, bis Ihre *SSS* bei 0 angekommen ist.
8. *Augengleiten*

Für Kurzinterventionen:

1. Sie bestimmen Ihre *SSS*.
2. Sie formulieren ein *Positives Statement*: „Obwohl ich ... ...“ und reiben dabei Ihren *Heilenden Punkt*.
3. Sie klopfen die *Meridianpunkte* 1, 4, 7, 3, 6 und wiederholen die Kurzformel: „Mein (Problem, Angst, usw.) ... ...“.
4. Sie bestimmen wieder Ihre *SSS*.

Lampenfieber bei öffentlichen Auftritten

Eine Ärztin, Ende 30, wird von einem Planungsgremium gebeten, den ausgearbeiteten Vorschlag in einer Gemeindeversammlung im Rathaus vorzustellen. Sie spürt schon jetzt, wie die Panik in ihr hochsteigt: ihr Mund wird trocken, die Kehle ist wie zugeschnürt und am Höhepunkt wird ihr dann schwindlig werden. Dies passiert ihr seit ihrem Examen immer wieder, wenn sie vor einem Publikum sprechen sollte. Sie hat eine ganze Palette von Strategien entwickelt, wie sie solche Aufträge umgehen kann. Früher, als Schülerin, war sie die Beste im Vortrag und als Schauspielerin auf der Bühne ohne Hemmungen.

Ihre *SSS* war bei 10, sobald sie an die bevorstehende Präsentation dachte.

Ihr *Positives Statement* war:

„Obwohl ich diese Symptome bei öffentlichem Auftreten habe, liebe... ...".

„Obwohl ich diese Schwindelanfälle bekomme, liebe ... ...".

Ihre *SSS* war bei 5.

In einer Pause berichtet sie dann von einer Begebenheit am Ende des Studiums, bei der sie und andere Studentenvertreter ungerechterweise durch den Kanzler der Universität öffentlich wegen „unbotmäßigem Verhalten" verurteilt wurden.

Ihre *SSS* war wieder bei 10.

Ihr Statement:

„Obwohl ich heute noch eine Bombenwut auf diese Uni-Leitung habe, liebe ... ..." (*SSS*: 5).

„Obwohl ich heute noch an meinem Zorn über diese Ungerechtigkeit festhalte, liebe …… (*SSS:* 1).

Beim anstehenden öffentlichen Vortrag hatte sie noch Gelegenheit, vorher ihre Meridiane zu beklopfen. Und sieh da: Außer einer gewissen Unruhe am Anfang konnte sie ihren Auftrag recht gut erledigen.

Das Protokoll:

1. Sie zentrieren sich auf Ihr Problem und bestimmen Ihre *SSS*.
2. *Balance-Atmen*.
3. Sie formulieren ein *Positives Statement*: „Obwohl ich ... ...“ und reiben dabei Ihren *Heilenden Punkt*.
4. Sie klopfen die 12 *Meridianpunkte* und wiederholen die Kurzformel: „Mein (Problem, Angst, usw.) ... ...“.
5. Sie klopfen den *Serienpunkt* während der *Brücke-Übung*.
6. Sie erfragen wieder Ihre *SSS*.
7. Sie wiederholen die Schritte 4 – 6, bis Ihre *SSS* bei 0 angekommen ist.
8. *Augengleiten*

Für Kurzinterventionen:

1. Sie bestimmen Ihre *SSS*.
2. Sie formulieren ein *Positives Statement*: „Obwohl ich ... ...“ und reiben dabei Ihren *Heilenden Punkt*.
3. Sie klopfen die *Meridianpunkte* 4, 6, 7, 6, 7 und wiederholen die Kurzformel: „Mein (Problem, Angst, usw.) ... ...“.
4. Sie bestimmen wieder Ihre *SSS*.

Migräne, Kopfweh

Hildegard (Mitte 40, verh., 2 Kinder) kann auf eine jahrelange Erfahrung mit Kopfweh/Migräne zurückschauen. Es scheint, Kopfweh sei der „zentrale Spannungsmelder“ in ihrem emotionalen System. Sie hat schon viele Arten von Medikamenten verschrieben bekommen. Wenn es ganz schlimm wird, nimmt sie auch die „Hämmer“ ein, jedoch wollte sie am liebsten darauf verzichten, weil sie sich immer so „belämmert“ fühle und kaum mehr fähig sei, etwas zu arbeiten. Zuerst verhielt ich mich etwas skeptisch und wies darauf hin, dass sie sich wohl keinen großen Gefallen tun würde, wenn sie sich ihren wichtigsten „Spannungsmelder“ wegtherapieren würde. Nach einer Pause meinte sie, sie habe noch eine in Reserve: ihren Magen. Trotzdem wolle sie es nicht mehr. Sie leide zu sehr, das zermürbe sie.

Ihre *SSS* war (ohne akute Migräne) bei 8.

Ihr erstes *Positives Statement* lautete: „Obwohl ich schon seit Jahren an diesem Kopfweh/Migräne leide, liebe und .) ... ...“.

Nach der zweiten Runde war ihre *SSS* bei 6 und blieb dort.

Ich empfahl ihr, ihre Gedanken mitzuteilen, was wohl im emotionalen Bereich mit dazu beitragen könnte, dass sie in Spannung gerate. Nach einiger Zeit meinte sie, das habe mit der Erziehung der Kinder zu tun. Sie habe oft andere Ansichten als ihr Mann. Das führe häufig zu Streit in der Familie. Außerdem sei sie arbeitsmäßig schwer überlastet. Sie fühle sich auch von ihrer Mutter im Stich gelassen, weil diese nur in der Welt rumreise, aber keine Zeit mehr zum Helfen habe. Das sei früher anders gewesen, aber sie könne es mit ihren Teenage-Enkeln nicht mehr…

Wir wandelten diese Aussagen in einzelne *Statements* um:

„Obwohl ich permanent unter Spannung stehe, liebe ... ...“.

„Obwohl ich andere Erziehungsansichten als mein Mann habe, ...“.

„Obwohl ich bei ehelichen Streitigkeiten oft unterlegen bin, ...“.

„Obwohl ich permanent zu viel arbeite, ….

„Obwohl ich nicht hinsehen und Nein sagen kann, …….

Bei diesem letzen Statement wurden ihre Augen nass, ihr *SSS* stieg auf 9. Unter Tränen berichtete sie, wie sie von ihrem Vater und ihrer

Mutter oft geschlagen wurde, wenn sie Widerworte äußerte. Wir fuhren fort mit:
„Obwohl ich gelernt habe, den Mund zu halten, liebe … …“.
„Obwohl ich dafür Kopfweh bekommen habe, … …“.
„Obwohl ich heute noch nicht meinen Eltern vergeben kann, liebe ...“.

Ihre *SSS* war in der Zwischenzeit bei 0.5 angekommen. Sie fühlte sich wie neugeboren. Kurz darauf wollte sie gehen. Bei der nächsten Sitzung berichtete sie, dass sie nur einmal mit einem Anflug von Migräne zu tun hatte. Heute aber wolle sie nochmal das mit dem Neinsagen-können angehen. Bei einem Kontrollanruf nach drei Wochen meinte sie, sie wolle noch einen Termin, diesmal mit der ganzen Familie. Sie müsse einige Veränderungen ansprechen.

Das Protokoll:

1. Sie zentrieren sich auf Ihr Problem und bestimmen Ihre *SSS*.
2. *Balance-Atmen*.
3. Sie formulieren ein *Positives Statement*: „Obwohl ich ... …“ und reiben dabei Ihren *Heilenden Punkt*.
4. Sie klopfen die 12 *Meridianpunkte* und wiederholen die Kurzformel: „Mein (Problem, Angst, usw.) ... ...“.
5. Sie klopfen den *Serienpunkt* während der *Brücke-Übung*.
6. Sie erfragen wieder Ihre *SSS*.
7. Sie wiederholen die Schritte 4 – 6, bis Ihre *SSS* bei 0 angekommen ist.
8. *Augengleiten*

Für Kurzinterventionen:

1. Sie bestimmen Ihre *SSS*.
2. Sie formulieren ein *Positives Statement*: „Obwohl ich … …“ und reiben dabei Ihren *Heilenden Punkt*.
3. Sie klopfen die *Meridianpunkte* 1 bis 12 und den *Serienpunkt* eine Minute lang und wiederholen die Kurzformel: „Mein (Problem, Angst, usw.) ... ...“.
4. Sie bestimmen wieder Ihre *SSS*.

Müdigkeit

Kate, um die 50, hat schon alles probiert, um die plötzlich auf sie hereinfallenden Müdigkeitswogen zu vertreiben. Jahrelang nahm sie starken Kaffee zu sich, bis sie Magenschmerzen bekam und die Säure nicht mehr los wurde. Dann versuchte sie es mit Energiedrinks, dann mit KavaKava, danach mit bestimmten Diäten. Eigentlich halfen diese Interventionen kaum.

Sie litt an Müdigkeit. Ihr Arzt nannte es „ CFS“ (Chronic Fatigue Syndrom). Aber auch diese Diagnose half nicht weiter.

Sie hörte von der EFT – Methode. Das war ihr alles suspekt. Da ihr sonst keine Möglichkeit mehr offen schien, wagte sie diesen Schritt.

Gleich nach der zweiten Runde fühlte sie irgend eine positive Veränderung, die sie nicht genauer beschreiben konnte.

Erst eine Woche später berichtete sie strahlend, sie habe nur einmal einen Anflug von Müdigkeit gehabt! Es sei unglaublich.

Das Protokoll:

1. Sie zentrieren sich auf Ihr Problem und bestimmen Ihre *SSS*.
2. *Balance-Atmen*.
3. Sie formulieren ein *Positives Statement*: „Obwohl ich ... ...“ und reiben dabei Ihren *Heilenden Punkt*.
4. Sie klopfen die 12 *Meridianpunkte* und wiederholen die Kurzformel: „Mein (Problem, Angst, usw.) ... ...“.
5. Sie klopfen den *Serienpunkt* während der *Brücke-Übung*.
6. Sie erfragen wieder Ihre *SSS*.
7. Sie wiederholen die Schritte 4 – 6, bis Ihre *SSS* bei 0 angekommen ist.
8. *Augengleiten*

Für Kurzinterventionen:

1. Sie bestimmen Ihre *SSS*.
2. Sie formulieren ein *Positives Statement*: „Obwohl ich … …“ und reiben dabei Ihren „Heilenden Punkt“.
3. Bei *Eifersucht* klopfen Sie die *Meridianpunkte* 10, 7, 6 und wiederholen die Kurzformel: „Mein (Problem, Müdigkeit ,usw.) … …“. Bei *Einsamkeit* klopfen Sie die Meridianpunkte: 1, 3, 6 und eine Minute lang den Serienpunkt beklopfen.
4. Sie bestimmen wieder Ihre *SSS*.

Nasenprobleme

Wir kennen im Volksmund den Ausdruck: „Ich hab die Nase voll von diesem und jenem!“. Hier wird eine sehr scharfe Beobachtung über psychosomatische Zusammenhänge deutlich. In der Tat, es gibt einen solchen Schnupfen, der nicht nur mit den Pollen zu tun hat. Man ist „verschnupft“, „man hat die Nase voll“.

In einer Seminarrunde sitzt eine junge Frau, die sich schon mal mit einem Packen Tempotücher ausgerüstet hat. In der Tat, nach einiger Zeit fiel es auf, dass sie sehr oft zum Taschentuch griff und öfters schniefte. Zu gegebener Zeit sprach ich es an, worauf sie meinte, das sei eine alte Sache. Sie sei halt so veranlagt.

Ich hatte Gary Craig`s Satz im Ohr: „Try it on everybody.“ So taten wir es.

Und siehe da: nach ein paar Runden Meridianklopfen war die „Quelle“ versiegt!

Ich traf die Frau nach ein paar Monaten wieder. So ganz nebenbei berichtete sie, dass sie sich richtig befreit fühle und keinerlei Schnupfen mehr habe.

Übrigens: Energie Feld Therapie wirkt auch, wenn man die Nase voll hat, also bei Nasenverstopfung.

Das Protokoll:

1. Sie zentrieren sich auf Ihr Problem und bestimmen Ihre *SSS*.
2. *Balance-Atmen*.
3. Sie formulieren ein *Positives Statement*: „Obwohl ich ... ...“ und reiben dabei Ihren „Heilenden Punkt“.
4. Sie klopfen die 12 *Meridianpunkte* und wiederholen die Kurzformel: „Mein (Problem, Angst, usw.) ... ...“.
5. Sie klopfen den *Serienpunkt* während der *Brücke-Übung*.
6. Sie erfragen wieder Ihre *SSS*.
7. Sie wiederholen die Schritte 4 – 6, bis Ihre *SSS* bei 0 angekommen ist.
8. *Augengleiten*

Für Kurzinterventionen:

1. Sie bestimmen Ihre *SSS*.
2. Sie formulieren ein *Positives Statement*: „Obwohl ich … …“ und reiben dabei Ihren „Heilenden Punkt“.
3. Sie klopfen die *Meridianpunkte* 4, 3, 6 und wiederholen die Kurzformel: „Mein (Problem, Angst, usw.) ... ...“.
4. Sie bestimmen wieder Ihre *SSS*.

Partnerschaftsprobleme

Emmy, ca. 50, berichtet, wie sie mit ihrem Mann endlose, jedoch ernste Spiele von Nähe und Distanz betreibt. Sie fühlt sich einerseits abhängig von ihm, möchte aber zugleich selbständig sein. Sie ärgert sich, dass sie immer wieder in ihrer Zuwendung zu ihrem Partner so wetterwendisch sei. Sie wollte lernen, zu ihrer Liebe und zu sich selbst zu stehen.

Ihre *SSS*: „mehr als 15!"

Ihre Positives Statement:

„Obwohl ich immer Erlaubnis brauche, das und jenes zu tun, liebe … …"

„Obwohl ich mich abhängig mache von der Zuwendung meines Mannes, liebe und … …"

Ihre *SSS*: 7

„Obwohl ich unfähig bin, zu meiner Liebe zu stehen, liebe … …".

Ihre Skala war 4 – 5.

Sie begann zu weinen. Sie spürte Trauer über nicht gelebte Freude in ihrer Ehe. Sie sei sehr ruhig und zufrieden.

Überraschenderweise stand sie auf und verabschiedete sich mit den Worten: "Vielen Dank. Das Übrige will ich ein andermal angehen. Ich kann meinem Mann auch nicht alles auf einmal zumuten!"

Das Protokoll:

1. Sie zentrieren sich auf Ihr Problem und bestimmen Ihre *SSS*.
2. *Balance-Atmen*.
3. Sie formulieren ein *Positives Statement*: „Obwohl ich ... ...“ und reiben dabei Ihren *Heilenden Punkt*.
4. Sie klopfen die 12 *Meridianpunkte* und wiederholen die Kurzformel: „Mein (Problem, Angst, usw.) ... ...“.
5. Sie klopfen den *Serienpunkt* während der *Brücke-Übung*.
6. Sie erfragen wieder Ihre *SSS*.
7. Sie wiederholen die Schritte 4 – 6, bis Ihre *SSS* bei 0 angekommen ist.
8. *Augengleiten*

Für Kurzinterventionen:

1. Sie bestimmen Ihre *SSS*.
2. Sie formulieren ein *Positives Statement*: „Obwohl ich ... ...“ und reiben dabei Ihren *Heilenden Punkt*.
3. Sie klopfen die *Meridianpunkte* 1, 11, 6 und wiederholen die Kurzformel: „Mein (Problem, Angst, usw.) ... ...“.
4. Sie bestimmen wieder Ihre *SSS*.

Panikattacken

Jeanette, 24, berichtet: Vor sechs Monaten wurde sie bei einer Ferienreise in die Südstaaten der USA in einer Hotelhalle überfallen, zu Boden geworfen, mit einer Pistole an der Schläfe bedroht und ausgeraubt. Seitdem erleidet sie tagsüber und bei Nacht zahllose Panikattacken. Sie bebt und zittert dann am ganzen Leib und ist unfähig, konzentrierte Arbeit zu leisten.

Ihre *SSS* : 10+

Ihr Positives Statement:

„Obwohl ich diese Panikattacken habe, liebe ... ...". Ihr *SSS* war bei 7.

„Obwohl ich solche Angst vor Panikattacken habe ... ...". Ihre *SSS:* 6 – 7.

„Restliche Panikangst": Ihre *SSS* blieb bei 5 – 7 stehen.

Ein neuer Aspekt kam in den Vordergrund: Jeanette meinte, seit damals habe sie jedes Selbstvertrauen verloren. Sie traue sich einfach nichts mehr zu. Ihre *Subjektive Stress Skala* bewegte sich bei 8 – 9.

Auf die Frage, wie sie sich fühle, wenn sie berichtet, dass sie kein Selbstvertrauen mehr habe, antwortete sie: „Ich bin wütend auf mich!"

Nächste Runde: „Obwohl ich eine Wut auf mich habe, liebe ... ...".

„Obwohl ich diese Südstaaten-Wut in mir habe, liebe ... ...".

Weil ihre Stimme ganz flach wurde, fragte ich sie: „Glauben Sie diesen Satz, den Sie eben gesagt haben?" „Nein. Ich kann mich nicht akzeptieren."

Ich ließ sie dann die Szene in Gedanken wiederholen, wie sie in der Hotelhalle am Boden lag, einer der maskierten Räuber über ihr, die Pistole an ihrer Schläfe.

„Haben Sie den Eindruck, die Jeanette habe sich in diesem Moment und unter diesen Umständen richtig verhalten?"

„Ja, eigentlich schon."

„Wären Sie bereit, der Jeanette am Boden das zu sagen?"

Das tat sie denn auch nach einigem Zögern: „Du hast Dich eigentlich richtig verhalten."

Nach einer kurzen Intervention meinerseits kam das erlösende Wort an die am Boden Liegende von ihren Lippen: „Jeannette, ich werde in Zukunft für Dich sorgen!"

Bei der nächsten Klopfrunde : „Obwohl ich kein Selbstvertrauen mehr haben konnte, liebe ... ...". Ihre *SSS* war bei 1.

Das Protokoll:

1. Sie zentrieren sich auf Ihr Problem und bestimmen Ihre *SSS*.
2. *Balance-Atmen.*
3. Sie formulieren ein *Positives Statement*: „Obwohl ich ... ..." und reiben dabei Ihren *Heilenden Punkt*.
4. Sie klopfen die 12 *Meridianpunkte* und wiederholen die Kurzformel: „Mein (Problem, Angst, usw.) ... ...".
5. Sie klopfen den *Serienpunkt* während der *Brücke-Übung*.
6. Sie erfragen wieder Ihre *SSS*.
7. Sie wiederholen die Schritte 4 – 6, bis Ihre *SSS* bei 0 angekommen ist.
8. *Augengleiten*

Für Kurzinterventionen:

1. Sie bestimmen Ihre *SSS*.
2. Sie formulieren ein *Positives Statement*: „Obwohl ich ... ..." und reiben dabei Ihren *Heilenden Punkt*.
3. Sie klopfen die *Meridianpunkte* 1, 3, 7, 6, 11, 8 und wiederholen die Kurzformel: „Mein (Problem, Angst, usw.) ... ...".
4. Sie bestimmen wieder Ihre *SSS*.

Prämenstruations-Syndrom (PMS)

Gertrud, 52, leidet jeden Monat an PMS. Sie fühlt sich unsicher, gereizt, „nahe ans Wasser gebaut," aufbrausend oder niedergeschlagen. In ihrem Beruf wie auch im familiären Bereich liegt ihr Streßpegel hoch.

Wir führten eine ganze Reihe von Klopfrunden durch. Neben ihrer körperlichen Streßsymptomen kamen auch Fragen des Selbstwertes zum Vorschein. Ihre *SSS* bewegte sich ganz zügig auf die Null zu.

Gertrud meinte, sie müsse in ihren Kalender einen Vermerk machen, dass sie schon ein paar Tage vor ihrer nächsten Menstruation mit dieser Intervention anfange. In einer Nachricht berichtete sie dann, dass es ihr im nächsten Monat bedeutend leichter ging.

Das Protokoll:

1. Sie zentrieren sich auf Ihr Problem und bestimmen Ihre *SSS*.
2. *Balance-Atmen.*
3. Sie formulieren ein *Positives Statement*: „Obwohl ich ... ...“ und reiben dabei Ihren *Heilenden Punkt.*
4. Sie klopfen die 12 *Meridianpunkte* und wiederholen die Kurzformel: „Mein (Problem, Angst, usw.) ... ...“.
5. Sie klopfen den *Serienpunkt* während der *Brücke-Übung*.
6. Sie erfragen wieder Ihre *SSS*.
7. Sie wiederholen die Schritte 4 – 6, bis Ihre *SSS* bei 0 angekommen ist.
8. *Augengleiten*

Für Kurzinterventionen:

1. Sie bestimmen Ihre *SSS*.
2. Sie formulieren ein *Positives Statement*: „Obwohl ich ... ...“ und reiben dabei Ihren *Heilenden Punkt.*
3. Sie klopfen die *Meridianpunkte* 1, 4, 3, 7, 10 und wiederholen die Kurzformel: „Mein (Problem, Angst, usw.) ... ...“.
4. Sie bestimmen wieder Ihre *SSS*.

Prüfungsangst, Konzentrationsschwäche

Siegfried, ein 26jähriger Student beklagt sich über seine Unfähigkeit, konzentriert zu studieren und zu üben. Dadurch wisse er jetzt schon, dass er beim anstehenden Examen scheitern werde.

Seine *SSS* lag bei 9.

Sein Statement:

„Obwohl ich diese Angst vor dem Scheitern im Examen habe, liebe ... ...".

„Obwohl ich meine Gedanken nicht konzentrieren kann, ...".

Seine *SSS* war nun bei 6.

Siegfried meinte dann, er wisse nicht, ob er diesen Beruf ausüben wolle. Er sei von seinen Eltern vorgeschlagen oder eher bestimmt worden. Er selbst habe keine eigene Idee, was er eigentlich wolle. Nachdem ich ihm versicherte, es sei auch okay, ein Examen zum „Schein" zu machen, auch wenn er diese Berufslaufbahn dann nicht einschlagen werde, kam er zu einem neuen Statement:

„Obwohl ich auch nur zum Schein das Examen gut bestehen werde, liebe ... ..." (*SSS 3*).

„Obwohl ich noch mehr Zeit brauche, meine eigenen Neigungen zu entdecken, liebe ... ..." (*SSS* : 0.5).

Das Protokoll:

1. Sie zentrieren sich auf Ihr Problem und bestimmen Ihre *SSS*.
2. *Balance-Atmen.*
3. Sie formulieren ein *Positives Statement*: „Obwohl ich ... …“ und reiben dabei Ihren *Heilenden Punkt.*
4. Sie klopfen die 12 *Meridianpunkte* und wiederholen die Kurzformel: „Mein (Problem, Angst, usw.) ... ...“.
5. Sie klopfen den *Serienpunkt* während der *Brücke-Übung.*
6. Sie erfragen wieder Ihre *SSS*.
7. Sie wiederholen die Schritte 4 – 6, bis Ihre *SSS* bei 0 angekommen ist.
8. *Augengleiten*

Für Kurzinterventionen:

1. Sie bestimmen Ihre *SSS*.
2. Sie formulieren ein *Positives Statement*: „Obwohl ich … …“ und reiben dabei Ihren *Heilenden Punkt.*
3. Sie klopfen die *Meridianpunkte* 3, 7, 6 und wiederholen die Kurzformel: „Mein (Problem, Angst, usw.) ... ...“.
4. Sie bestimmen wieder Ihre *SSS.*

Schmerzen

Gary Craig berichtet:

„Karen“ war neulich bei einem EFT-Seminar, das ich für eine kleine Gruppe hielt. Sie humpelte etwas. Ihre rechte Hüfte war der Grund. Diese war so abgenützt, dass sie chirurgisch ersetzt werden musste. Da Karin erst 57 Jahre alt ist, rieten ihre Ärzte, die Operation so lange hinauszuschieben als es nur möglich wäre. Sonst könnte es passieren, dass die neue Hüfte im hohen Alter nochmals ersetzt werden müsste.

Also war ihr Los, die Straße der Leiden weiter zu humpeln, solange sie nur konnte, vielleicht viele Jahre, bis sie es gar nicht mehr ertragen könne. Dann würde die neue Hüfte eingesetzt. In der Zwischenzeit könne sie Arznei erhalten – wenn auch nur mit teilweisem Erfolg. Ihre Schmerzen schwankten konstant zwischen 5 und 10 auf der Zehnerskala.

Wie ihr wisst, schaue ich oft nach emotionalen Gründen bei physischen Beschwerden. Meistens werde ich fündig – sogar bei solch eindeutigen Dingen wie einer abgenützten Hüfte, so dass ich mich manchmal wundere, warum man diesen nicht einen neuen Namen geben sollte. Vielleicht würde dann eine bislang ungewohnte Bezeichnung wie „Emo-Beschwerden“ in medizinischen Lehrbüchern auftauchen.

Obwohl Karen eine Geschichte mit Missbrauch hatte (vielleicht emotionale Gründe für Knochen- und Knorpelabnützung), entschied ich mich, vielleicht doch zuerst bei den körperlichen Schmerzen zu beginnen. Das schien mir der einfachste Einstieg zu sein. Ihre schlimmsten Schmerzen waren solche, die einen anderen Ursprung hatten, aber im Knie, in der Leiste und in der Wade zu spüren waren. Ich begann mit dem einfachen Statement:

„Obwohl ich diesen Schmerz auf der rechten Seite meines Knies habe, liebe ... .“

„Obwohl ich diesen Schmerz in meiner rechten Leiste habe... ...“

„Obwohl ich diesen Schmerz in meiner rechten Wade habe...“

Dann gingen wir über zur Hüfte:

„Obwohl ich diesen Schmerz habe in meiner rechten Hüfte ...“

Wir benutzten die Kurzfassung. Nach vier Runden waren die Schmerzen weg!!! Und zwar total! Ihre Freude war offensichtlich. Es war das erstemal seit vielen Jahren, dass sie schmerzfrei war. Sie machte sogar ein paar Hüpfer im Saal herum und spürte immer noch keinen Schmerz. Das widersprach allen medizinischen Erklärungen und verdiente das Prädikat: „wie ein Wunder“. Ich wollte, ich hätte ihr Strahlen eindosen können, um es an depressive Leute zu verteilen. Das hätte sicher alle im Nu geheilt.

Und ... es war sooo einfach! Das ist die eigentliche Botschaft der Geschichte von Karen. Wir müssen nicht immer bis in die intimsten Bereiche gehen – mit den Grundfragen und ausgeklügelten Interventionen. Wir können oft einfach das Problem beklopfen und dann die Luft anhalten und das Wunder betrachten.

Nun, denkt ihr, dass Karen geheilt war und dass sich ihre abgenutzte Hüfte im Nu selbst geheilt hat? Nicht wirklich, obgleich ich immer offen bin für neue Überraschungen. Ich rief drei Tage später an, um zu erfahren, dass sie ungefähr 20 Stunden nach unserer Sitzung schmerzfrei war. Danach begannen die Schmerzen wieder, wenn auch nicht so schlimm wie zuvor (circa 25% verbessert). Da muss man natürlich noch mehr tun. Nur die Zeit und wiederholte Anwendungen werden uns lehren, wie EFT wirkt, auch auf die Dauer. Es scheint aber wenigstens, dass EFT Karen in folgender Weise unterstützen kann:

1. als eine Möglichkeit des Schmerzmanagements zwischen jetzt und dem Termin für die Hüftoperation. Das könnte den Operationstermin beträchtlich verschieben, was auch ihre Ärzte erfreuen würde.
2. Als eine Möglichkeit, „unter die Oberfläche“ zu schauen und die Traumata ihres Missbrauchs aufzuarbeiten. Obwohl man das nie sicher voraussagen kann, vermute ich, dass das die Hüftabnützung anhalten oder vielleicht umkehren könnte.

Das wäre natürlich eine Heilung, um nicht zu sagen ein völlig neuer Denkansatz für die heilenden Berufe.“

(abgedruckt mit Erlaubnis des Autors Gary Craig).

Ein weiterer Fall von Gary Craig, den er als „Halberfolg“ beschreibt:

„Dennis, ein Teilnehmer in einem EFT-Abend-Workshop, berichtet, er habe seit vier Jahren ständig Schmerzen in seinem Fuß, die er auf der Intensitätsskala mit 5 – 6 einstufte. Es gab keinen ersichtlichen Grund für diese Schmerzen. Seine Ärzte konnten sich keinen Reim drauf machen. Da er mit der konventionellen Medizin nicht weiterkam, kam er zu meinem EFT-Workshop in der Hoffnung auf Heilung.

Wie üblich bat ich alle Teilnehmer, ihre körperlichen Beschwerden zu identifizieren und diese dann in der Gruppe zu beklopfen. Natürlich klopfte Dennis für seinen Schmerz im Fuß. Nach mehreren Runden hatte sich kein Erfolg eingestellt. Der Schmerz rührte sich nicht.

Mein nächster Schritt ist dann gewöhnlich, nach emotionalen Hintergründen zu forschen. So stellte ich auch hier meine üblichen Fragen, und es entstand etwa das folgende Gespräch:

Therapeut: „Welche emotionalen Gründe könnte es für Ihre Schmerzen im Fuß geben?“

Dennis: „Keine.“

Th.: Woher wissen Sie das?

D: Weil es ein körperliches Problem ist.

Th: Hmm, ok. Lassen Sie mich mal so fragen: Gibt es Menschen mit körperlichen Beschwerden, die durch ungelöste emotionale Situationen ausgelöst werden können?

D: Ich glaube nicht.

Th: Nun zum Beispiel .... können Magengeschwürte durch Sorgen, Angst oder Stress entstehen?

D: könnte sein ... ... das könnte eine Ausnahme sein.

Th: Wie ist es mit Bluthochdruck? Kann der durch emotionalen Stress ausgelöst werden?

D: Ja.

Th: Haben manche Menschen Herzklopfen oder Schweißausbrüche, wenn sie nervös sind oder das Gefühl haben, sie hätten Schmetterlinge im Magen?

D: Ja.

Th: Dann wäre es also möglich, dass ein körperliches Problem, wie Ihr Fuß, zumindest teilweise durch ungelöste emotionale Situationen ausgelöst werden kann?

D: Möglicherweise, doch ich kann mir nicht vorstellen, was das sein könnte. Ich habe keine emotionalen Probleme.

Anmerkung: Obwohl Dennis sehr ruhig wirkte und offensichtlich überzeugt war, keine emotionalen Probleme zu haben, wusste ich, dass er ein Alkoholproblem hatte (was typischerweise mit emotionalen Problemen einhergeht). Dies und mein intuitives Wissen, dass er wahrscheinlich wesentliche Ängste, Ärger, Trauer oder Traumata unterdrückte, ließen mich weiterforschen.

Th: Wann ist der Schmerz das erste Mal aufgetreten?

D: Vor etwa vier Jahren.

Th: Gab es zu dieser Zeit ein besonderes emotionales Ereignis?

D: Ja, ich hatte damals eine Riesenauseinandersetzung mit „Jake" auf der Arbeit. Er hatte mich unfair kritisiert, und ich wurde wütend. Seit damals bin ich wütend auf ihn.

Th: Hat sonst noch jemand Sie kritisiert?

D: Mein Vater.

Th: Können Sie mir ein Beispiel geben?

D: Er war Zimmermann. Immer wenn ich versuchen wollte, beim Nägel einschlagen ihm zu helfen, hat er mich angeschrien: „Kannst Du denn auch gar nichts richtig machen?"

Anmerkung; Also: mehr Kritik und Abwertung. Wir haben hier vielleicht noch nicht ganz ins Schwarze getroffen, doch war es wert, mit EFT es zu versuchen. Nach weiterer Befragung sagte Dennis, dass er zur Zeit keine starken Gefühle gegen Jake noch zu den Kommentaren seines Vaters habe. Seine Haltung und der Klang seiner Stimme sagten etwas anderes – er konnte es jedoch nicht fühlen.

Wir klopften weiter:

„Obwohl Jake mich kritisierte, ...".

„Obwohl Vater sagte: Kannst Du denn gar nichts richtig machen ....“.

... ... und sein Fußschmerz ging bis auf 2 zurück. Wir sprachen dann noch über andere Themen, die mit Jake und seinem Vater zusammenhingen. Der Schmerz kletterte wieder auf 7. Wir beklopften diese, und es ging wieder auf 2. Wir klopften noch weitere zwanzig Minuten. Sein Schmerz im Fuß hüpfte wie ein Jojo von 7 auf 2, von 2 auf 7, dann auf 2 und so fort, während wir uns mit seinen emotionalen Themen befassten.

Etwa 15 Minuten nachdem wir aufgehört hatten, ging die Schmerzstärke wieder auf die Anfangseinschätzung von 5 – 6 zurück.

Ein EFT-Anfänger könnte daraus schließen, dass EFT hier keinen Erfolg zeigte. Schließlich hatten wir ziemlich ausgiebig geklopft, und das Ergebnis war, dass der Schmerz gleichgeblieben war. Bedenkt jedoch, dass wir nur zwanzig Minuten Zeit hatten und dass während dieser Zeit EFT beständig den Schmerz auf 2 herunter brachte, auch wenn es in diesem Fall nur eine Zeitlang anhielt. Dies ist ein starker Beweis dafür, dass emotionale Themen zu dem Schmerz beitrugen. Es zeigt allerdings auch, dass wir in den 20 Minuten nicht bis zum Kern vordringen konnten. Offensichtlich bewegten wir uns noch am Rande des Problems. Deshalb sprach ich von einem Halberfolg. In der kurzen Zeit, die wir zur Verfügung hatten und zugleich in der Öffentlichkeit der Gruppe, konnten wir Dennis` Problem nicht lösen. Wir konnten nur die Richtung weisen. Wir konnten klarstellen, dass der Fußschmerz emotionale Wurzeln hat, was auch Dennis sah und am Ende des Workshops bestätigte. Bei weiterer regelmäßiger Anwendung werden sich höchstwahrscheinlich Erfolge einstellen.

Unsere „Miss- oder Halberfolge“ bieten uns wertvolle Lernmöglichkeiten. Jene, die am Ball bleiben, verdienen unsere Hochachtung, denn sie entwickeln wahre Meisterschaft. Sie werden den Weg weisen, wenn diese Methode sich weiterhin auf der ganzen Welt ausbreitet.“

(Übersetzt mit Erlaubnis des Autors Gary Craig).

Scham, Verlassenheit

Georg, 41, berichtet von seinem „verpfuschten Leben". Seit Jahren hänge er herum, tue eigentlich nichts Rechtes, brauche aber auch nicht zu arbeiten, denn er lebe von seinem kleinen Vermögen, das er geerbt habe. Dann berichet er, dass er seit ca. 20 Jahren mit einem Druck hinter dem Brustbein lebe, der sich sehr unangenehm auswirke. Er könne sich dann nicht mehr konzentrieren, er werde ruhelos, und könne dann nicht mehr einschlafen. Auf die Frage, wie dieser Druck wohl entstanden sei, berichtet er, wie er in Indien in einen Ashram eingetreten sei, um Erleuchtung zu finden. Bei der Initiation sei dieser Druck wie ein Blitz in ihn hineingefahren. Und seither spüre er ihn und bringe ihn nicht mehr los.

Seine *SSS* lag bei über 10.

Sein Statement: „Obwohl ich diesen Druck in mir rumtrage, liebe ... ...".

Nach der ersten Runde des Akupunkturklopfens lag seine *SSS* bei 6. Und blieb dort.

Kurz darauf berichtet er von einer Szene, die er als Vierjähriger erlebte: Seine Großfamilie hatte sich in seiner elterlichen Wohnung zur Kaffeestunde eingefunden. Sein Vater sei – wie immer sonntags – auf dem Sportplatz gewesen, seine Mutter war wohl in der Küche zugange. Als er auf die Toilette wollte, habe ihn einer seiner Onkel geschnappt, ihm seine Hose heruntergezogen, ihn vor der gesamten versammelten Verwandtschaft entblößt und ausgelacht. Als er dann auf die Toilette geflüchtet sei, habe ihn das Gelächter noch verfolgt. Nach einiger Zeit musste er wieder durch diesen Raum zurück. Sein „böser Onkel" habe dasselbe noch einmal getan. Diesmal sei auch seine Mutter im Zimmer gewesen, und sie habe mitgelacht.

Georg hat gelernt, dass man sich auf die Eltern nicht verlassen könne, sie würden ihn nicht beschützen. Das sei vielleicht der Anfang seiner Scham geworden. Wann immer er vor anderen habe auftreten sollen, sei er rot angelaufen, habe nicht mehr frei sprechen können und ein flaues Gefühl im Magen gehabt. Vielleicht sei auch das der Grund, warum er sich auf keine Partnerschaft einlassen könne.

Seine *SSS* war wieder bei 10.

Sein Statement: „Obwohl ich mich von meinen Eltern nicht beschützt fühle, liebe ... ...“.

„Obwohl ich mich schäme, wenn ich von jemand angesprochen werde, ...“.

Seine *SSS* war auf 4 gesunken.

Er wollte alleine zuhause weiterarbeiten und dann wiederkommen.

Bei einer weiteren Sitzung meinte er, er sei sehr fleißig mit der Klopfakupressur gewesen. Dabei habe er auch Themen bearbeitet, die er vor mir nicht habe erwähnen wollen. Heute könne er das. Es ginge um sein Masturbieren. Er strahlte, weil er das Wort zum ersten Mal verwendete.

Sein Thema hier aber sei „Wut gegen die Eltern“.

Seine *SSS* lag bei 9. Nach ein paar Runden bei 5, später bei 2.

Sehr zufrieden verabschiedete er sich mit dem Hinweis: „Ich krieg auch noch die Null vor dem Komma hin“.

Ein Monat später berichtet er am Telefon, er spüre zwar den „Pfahl im Fleisch“ immer noch, aber nur so wie eine alte Narbe. Wenn es für ihn ungemütlich werde, klopfe er die ganze Skala der 12 Punkte durch.

Das Protokoll:

1. Sie zentrieren sich auf Ihr Problem und bestimmen Ihre *SSS*.
2. *Balance-Atmen*.
3. Sie formulieren ein *Positives Statement*: „Obwohl ich ... ...“ und reiben dabei Ihren *Heilenden Punkt*.
4. Sie klopfen die 12 *Meridianpunkte* und wiederholen die Kurzformel: „Mein (Problem, Angst, usw.) ... ...“.
5. Sie klopfen den *Serienpunkt* während der *Brücke-Übung*.
6. Sie erfragen wieder Ihre *SSS*.
7. Sie wiederholen die Schritte 4 – 6, bis Ihre *SSS* bei 0 angekommen ist.
8. *Augengleiten*

Für Kurzinterventionen:

1. Sie bestimmen Ihre *SSS*.
2. Sie formulieren ein *Positives Statement*: „Obwohl ich … …“ und reiben dabei Ihren *Heilenden Punkt*.
3. Sie klopfen die *Meridianpunkte* 5, 7, 6 und eine Minute lang den Serienpunkt und wiederholen die Kurzformel: „Mein (Problem, Angst, usw.) ... ...“.
4. Sie bestimmen wieder Ihre *SSS*.

Schuldgefühle, Vorwürfe

Markus, ca. 50, ein erfolgreicher Verkäufer, erhält von seinem Chef als Belohnung für seine beispielhaften Umsätze eine Reise in die Karibik geschenkt. Hocherfreut lädt er seine Frau dazu ein. Nach der ersten Glückswelle schaut sie auf den Kalender. „Ich komme nicht mit. Unsere Tochter braucht mich während dieser Zeit. Da ist doch der Geburtstermin.“ Nach langem Hin und her lässt sie sich doch von ihrem Mann überreden und fährt mit.

Beim Rückflug erhalten sie erst die Nachricht, dass ihre Tochter kurz nach dem Wochenbett an Komplikationen verstorben sei. Markus fühlt sich am Tod seiner Tochter schuldig. Wenn er nicht so darauf bestanden hätte, wäre seine Frau bei ihrer Tochter gewesen......und das alles wäre nicht passiert.

Seine *SSS* war weit über 10.

Statement: „Obwohl ich mich für den Tod meiner Tochter verantwortlich fühle, liebe ... ...“ (*SSS:* 8).

„Obwohl ich meine Frau gedrängt habe mitzukommen, liebe ... ...“ (*SSS:* 3).

Er war zufrieden und ruhig geworden. Den Rest wollte er (noch) nicht angehen.

Das Protokoll:

1. Sie zentrieren sich auf Ihr Problem und bestimmen Ihre *SSS*.
2. *Balance-Atmen*.
3. Sie formulieren ein *Positives Statement*: „Obwohl ich ... ...“ und reiben dabei Ihren *Heilenden Punkt*.
4. Sie klopfen die 12 *Meridianpunkte* und wiederholen die Kurzformel: „Mein (Problem, Angst, usw.) ... ...“.
5. Sie klopfen den *Serienpunkt* während der *Brücke-Übung*.
6. Sie erfragen wieder Ihre *SSS*.
7. Sie wiederholen die Schritte 4 – 6, bis Ihre *SSS* bei 0 angekommen ist.
8. *Augengleiten*

Für Kurzinterventionen:

1. Sie bestimmen Ihre *SSS*.
2. Sie formulieren ein *Positives Statement*: „Obwohl ich ... ...“ und reiben dabei Ihren *Heilenden Punkt*.
3. Sie klopfen die *Meridianpunkte* 5, 9, 6 und eine Minute lang den Serienpunkt und wiederholen die Kurzformel: „Mein (Problem, Angst, usw.) ... ...“.
4. Sie bestimmen wieder Ihre *SSS*.

Selbstsabotage

Manuela, 45, beklagt sich über ihr destruktives Verhalten. Sie meinte, sie stelle sich immer wieder selbst ein Bein. Ihr schönes Auto, das sie sich mühsam zusammengespart hatte, war nach kurzem ein Wrack. Von ihrem Bruder erhielt sie dessen Zweitwagen geschenkt – nach drei Wochen ein Totalschaden. In ihrem Beruf und ihren Beziehungen zeige sich dasselbe Muster.

Ihre *SSS:* zwischen 9 und 10

Positives Statement: „Obwohl ich mir dauernd das Bein stelle, liebe und ... ...“. Ihre *SSS* war bei 7.

„Obwohl ich mich selbst bestrafe, ohne zu wissen warum, liebe ... ...“. Ihre *SSS*: 5

„Obwohl ich schwer tue, mich so anzunehmen wie ich bin, liebe ... ...“. Ihre *SSS* war bei 1 – 0,5 .

Zwei Wochen später kam ihr Anruf: Sie fühle sich sehr gut; sie mache das Akupressurklopfen täglich. Sie fahre langsamer und sei ganz zufrieden.

Das Protokoll:

1. Sie zentrieren sich auf Ihr Problem und bestimmen Ihre *SSS*.
2. *Balance-Atmen*.
3. Sie formulieren ein *Positives Statement*: „Obwohl ich ... ...“ und reiben dabei Ihren *Heilenden Punkt*.
4. Sie klopfen die 12 *Meridianpunkte* und wiederholen die Kurzformel: „Mein (Problem, Angst, usw.) ... ...“.
5. Sie klopfen den *Serienpunkt* während der *Brücke-Übung*.
6. Sie erfragen wieder Ihre *SSS*.
7. Sie wiederholen die Schritte 4 – 6, bis Ihre *SSS* bei 0 angekommen ist.
8. *Augengleiten*

Bei wiederholtem Auftreten von Selbstsabotagen wird empfohlen, die Auflösung der massiven Psychischen Umkehrung (siehe Seite 18) zu vollziehen und dabei den Serienpunkt zu klopfen.

Sex

Esther, ca. 50 Jahre alt, hat die Überzeugung, dass die bestraft würde, wenn sie mit jemandem sexuell verkehren würde. Sie erinnert sich, dass sie im Alter von acht Jahren mit einem gleichaltrigen Jungen öfters sexuell „zugange“ gewesen sei, und das sei eine schöne Erinnerung. Als sie dann im Beichtunterricht vom 6. Gebot gehört hat, wusste sie schlagartig, dass sie im Stande der Todsünde sei und in die Hölle käme, wenn sie jetzt sterben müsste. Dieses Gefühl hat sie bis heute nicht verlassen: dass sie jedesmal bestraft würde, sobald sie Sex hätte.

Ihre *SSS:* 10

Ihr Positives Statement: „Obwohl ich glaube, keine Freude an Sex haben zu dürfen, liebe ... ...“. Ihre *SSS*: bei 7

2. Durchgang: Ihr Statement: „Obwohl ich überzeugt bin, dass ich für Sex immer bestraft werde, liebe ... ...“.

Obwohl ich glaube, dass ich nicht für eine gute sexuelle Beziehung geschaffen bin, liebe ... ...“.

Ihre *SSS* bei 1 – 0.5 .

Ihr Kommentar: „Ich spüre richtig Saft im Mund“. Kurz darauf wurde sie sehr traurig, da sie an so viele „vermasselte Beziehungen“ dachte. Doch dieses Thema werde sie später angehen.

Das Protokoll:

1. Sie zentrieren sich auf Ihr Problem und bestimmen Ihre *SSS*.
2. *Balance-Atmen*.
3. Sie formulieren ein *Positives Statement*: „Obwohl ich ... ...“ und reiben dabei Ihren *Heilenden Punkt*.
4. Sie klopfen die 12 *Meridianpunkte* und wiederholen die Kurzformel: „Mein (Problem, Angst, usw.) ... ...“.
5. Sie klopfen den *Serienpunkt* während der *Brücke-Übung*.
6. Sie erfragen wieder Ihre *SSS*.
7. Sie wiederholen die Schritte 4 – 6, bis Ihre *SSS* bei 0 angekommen ist.
8. *Augengleiten*

Für Kurzinterventionen:

1. Sie bestimmen Ihre *SSS*.
2. Sie formulieren ein *Positives Statement*: „Obwohl ich … …“ und reiben dabei Ihren *Heilenden Punkt*.
3. Sie klopfen die *Meridianpunkte* 3, 4, 5, 7, 6 und wiederholen die Kurzformel: „Mein (Problem, Angst, usw.) ... ...“.
4. Sie bestimmen wieder Ihre *SSS*.

Tiefenangst

Katharina, Mitte 50, berichtet von panikartigen Ängsten, wenn immer sie irgend einen Abgrund vor sich sieht: beim Skifahren, im offenen Lift, beim Schwimmen .

Ihre *SSS*: ca. 10

„Obwohl ich Angst vor der Haltlosigkeit habe ... ...“. (*SSS 8)*

„Obwohl ich Angst vor dem Sog nach unten habe ... ...“. (*SSS* 7)

„Obwohl ich Angst habe, keinen Grund mehr zu spüren ......“. (*SSS* 8)

Dabei taucht ein neuer Aspekt auf : Sie bekam im Alter von 21 Jahren Asthmaanfälle. Als sie sich daran erinnerte, schnellte ihre Skala nach 10.

„Obwohl ich immer wieder Angst habe, ersticken zu müssen, liebe ... ...“.

Nach wenigen Runden war ihre *SSS* auf 0.

Sie machte gleich die Probe aufs Exempel: sie fuhr mit einem Fahrstuhl nach oben, betrat ein Flachdach – ohne Geländer, schaute hinunter und war hocherfreut, keine Panik zu erleben und dabei durchatmen zu können.

Das Protokoll:

1. Sie zentrieren sich auf Ihr Problem und bestimmen Ihre *SSS*.
2. *Balance-Atmen.*
3. Sie formulieren ein *Positives Statement*: „Obwohl ich ... ...“ und reiben dabei Ihren *Heilenden Punkt*.
4. Sie klopfen die 12 *Meridianpunkte* und wiederholen die Kurzformel: „Mein (Problem, Angst, usw.) ... ...“.
5. Sie klopfen den *Serienpunkt* während der *Brücke-Übung*.
6. Sie erfragen wieder Ihre *SSS*.
7. Sie wiederholen die Schritte 4 – 6, bis Ihre *SSS* bei 0 angekommen ist.
8. *Augengleiten*

Für Kurzinterventionen:

1. Sie bestimmen Ihre *SSS*.
2. Sie formulieren ein *Positives Statement*: „Obwohl ich ... ...“ und reiben dabei Ihren *Heilenden Punkt*.
3. Sie klopfen die *Meridianpunkte* 1, 4, 3, 7, 6 und wiederholen die Kurzformel: „Mein (Problem, Angst, usw.) ... ...“.
4. Sie bestimmen wieder Ihre *SSS*.

Tod, Schuld

Eine EFT-Therapeutin berichtet aus ihrer Praxis:

„Ein Psychotherapeut in unserer Stadt überwies seine Frau „Meredith“ an mich, nachdem sie den Tod eines Kindes an ihrer Arbeitsstelle mitansehen musste. Meredith war die Aufsichtsperson an jenem Tag, als das Kind verunglückte. Die Mutter des Kindes wollte einen guten Aussichtsplatz wegen eines Umzugs und öffnete ein Fenster im Büro von Meredith. Sie hielt ihr Baby, verlor die Balance und ließ das Kind aus dem Fester fallen. Die Mutter war natürlich völlig durcheinander, aber alle Augenzeugen bestätigten, dass es ein eindeutiger Unfall war.

Meredith's Reaktion darauf war ungewöhnlich intensiv. Sie verstand nicht, warum sie so reagierte. Es war ein Unfall, aber Meredith fühlte sich verantwortlich und konnte es sich selbst nicht erklären. Sie konnte es ja nicht verhindern, als die Mutter des Kindes das Fenster öffnete und ihr Kind fallen ließ. Meredith spürte den Drang in sich, die emotionale Verantwortung für den Tod des Kindes auf sich nehmen zu müssen. Sie erkannte, dass dies rational nicht richtig war, aber sie konnte nichts daran ändern. Sie erschien also bei mir, um das „Warum“ zu klären.

Obgleich sie auch von konventioneller Psychotherapie nichts hielt, kam sie zu mir auf Drängen ihres Mannes. Dieser hatte ihr zuerst EFT erklärt. Es schien ihr völlig verschroben zu sein. Sie hatte kein Bedürfnis zu klopfen, wollte nur mit mir reden.

Natürlich stimmte ich ihrem Bedürfnis, reden zu können, zu.

Ihre *SSS* war bei 10 auf der Skala von 0 bis 10. Sie fand seit Tagen keinen Schlaf, weinte unablässig, konnte nichts essen. Immer wieder sah sie den Unfall vor sich, erlitt zunehmend Ängste, Depressionen und Schuldgefühle. Sie war zornig und reagierte irritiert auf unbeteiligte Familienmitglieder und Freunde. Meredith zog sich von allen zurück und fühlte sich immer mehr isoliert und verloren.

Sie wollte nur über den Tod des Babys reden. (Nun, das klang alles nach einem einfachen EFT-Fall, nach einem Fünf-Minuten-Wunder, wie Gary Craig das nennt).

Aber etwas an Meredith's Bericht bewog mich, mehr in die Vergangenheit zu schauen, als auf das gegenwärtige Trauma. Ihr Fokus war so sehr auf den Kindstod gerichtet, dass ich dachte, sie könne ein Trauma aus der Vergangenheit wiederbeleben und zugleich vermeiden.

Anstatt uns auf das vordergründige Trauma zu konzentrieren, fragte ich Meredith, wofür dieses Unglück stehen könnte, um etwas aus der Vergangenheit zu vermeiden. Auf der Stelle brach sie in Tränen aus und berichtete mir, dass niemand wisse (auch nicht ihr jetziger Mann), dass sie schon mal verheiratet war. Ihr erster Mann sei eines tragischen Todes gestorben, worüber sie eigentlich nie habe trauern können. Ihre Tränen kamen plötzlich und sehr intensiv. Sie meinte, ihre Trauer sei so frisch wie am Tag, da ihr Gatte starb.

Obgleich sie EFT total skeptisch gegenüberstand, war der Schmerz so stark, dass Meredith verlangte, dass wir mit dem Klopfen beginnen sollten, in der Hoffnung, dass es bald etwas von ihrem Stress erleichtern könnte.

Meredith fühlte sich „inadäquat", weil sie ihren Mann nicht vor dem Sterben „retten" konnte. Sie wollte auch nicht, dass er so leiden müsse. Sie hatte Phantasien, sie könnte ihn rasch umbringen, dass er die Schmerzen nicht spüren müsse, die sein Inneres so rapide auffraßen, dass sie keine Zeit mehr hatte, den bevorstehenden Verlust zu verkraften.

Wir verbrachten 20 Minuten damit, EFT auf das allgemeine Thema „Schuld" in Bezug auf Hermanns Tod anzuwenden. Ich wollte nur dem Schmerz die Spitze brechen; so klopften wir mit dem Stichwort: „Hermann-Schuld". Ich dachte, wir könnten später etwas genauer werden, wenn sie sich etwas beruhigt hätte.

Nach nur fünf Runden waren das Leid und die Schuldgefühle um den Tod Hermanns vergangen. Meredith fühlte auch kein Leiden mehr in Bezug auf den Tod des Kindes an ihrem Arbeitsplatz. Sie fühlte totale Erleichterung. Es ergab sich auch keine Notwendigkeit, den Tod Hermanns nochmal zu bearbeiten.

Wir beide waren einfach baff.

Seither ist ein Jahr vergangen. Ich sprach neulich wieder mit Meredith. Sie meinte, sie fühle sich sicher wie nie zuvor und habe sich im Griff. Sie versteht sich besser mit ihrer Familie und ihren Mitarbeitern. Es gäbe auch keine Reste bezüglich des Traumas vom Kindstod. Sie habe Frieden geschlossen mit dem Tod ihres ersten Mannes.

Sie berichtet mir noch, dass sie nicht verstehe, wie EFT wirkt, aber das sei ihr gleich. Alles, was sie wollte, war Erleichterung, und das habe sie erhalten.

**** *Deborah Mitnik, LCSW-C*

Tel.: 410-494 – 1002

Email: dmitnik@qis.net

www.trauma-tir.com

Mehrfachtrauma: Alkoholsucht, Verantwortungssucht

Pat Carrington beschreibt einen Therapieverlauf:

Eine Frau, nennen wir sie *Doris*, war längere Zeit in Therapie. Sie war mit der EFT-Methode vertraut und wendete sie immer wieder an, wenn sich ihre Probleme deutlicher zeigten: Phobien, die sich steigerten, wenn sie von zuhause weg war, und ein tief sitzendes Gefühl der Wertlosigkeit. Begonnen hatte das wohl mit ihrer Überverantwortlichkeit für ihren alkoholabhängigen Vater, den sie nach dem Tod der Mutter versorgte, bis dieser nach einigen Jahren an seiner Sucht verstarb. In der Therapie wurde ein Thema um das andere angegangen. Zuletzt ging es ihr recht gut. Ihre Ehe war befriedigend, ihr soziales Engagement befriedigte sie, die Therapiesitzungen wurden weniger notwendig.

Bei *Doris* trat nun ein Phänomen ein, das wir auch von manchen Therapien kennen: gegen Ende einer Therapie kommen nochmal Themen zum Vorschein, die bislang zurückgehalten wurden.

Nach einigen sehr konstruktiven Sitzungen erschien sie recht aufgebracht. Es war wegen einer Freundin. Für sie hatte sie sich wieder sehr überverantwortlich verhalten. Es schmerzte sie richtig, sich selbst zu beobachten, wie sie sich wegen eines problematischen Verhaltens einer Freundin so reinsteigern konnte. Sie war richtig empört, weil sie sich als Versager vorkam und weil sie nicht bei sich selbst bleiben konnte.

Sie kam sehr schnell zu dem Schluß, dass dies alles herrührte von ihrem Gefühl, die Verantwortung für den Alkoholtod ihres Vaters tragen zu müssen. Sie begann, mir die Einzelheiten seiner Abhängigkeit und seines Todes zu berichten, was sie mir noch nie vorher erzählt hatte. Es war so, als müsse sie alles rauslassen, bevor es zu spät wäre.

Als sie diese Fakten berichtete, hielt sie mitten im Satz inne, ihr Gesicht lief an, und sie sah mich angstvoll an. Sie rief: „Sagen Sie mir: trinke ich zu viel? Tu ich das?“ Das war das erstemal, dass sie etwas von ihrem eigenen Trinken erwähnte. So konnte ich sie nur bitten, davon zu erzählen. Sie konnte meine Frage nicht beantworten ohne das Gefühl ersticken zu müssen. Ihr Atmen ging schwer (Doris hat nicht Asthma, aber verschiedene Male musste sie in die Notaufnahme wegen Atembeschwerden, die immer durch Angstattacken ausgelöst wurden). Als dies eintrat, unterbrach ich gleich, was ich gewöhnlich tue, wenn ein Klient in Schwierigkeiten gerät. Ich bat sie zu klopfen: "Obwohl ich das nicht erzählen kann ohne würgen zu müssen ... ...".

Nach einer Runde konnte sie wieder normal atmen, obgleich sie noch ziemlich aufgeregt war.

Sie wollte mir noch mehr Einzelheiten vom Alkoholismus und Tod ihres Vaters berichten. Sie kam ganz außer Atem, als sie beschrieb, dass sein Alkoholismus „das Schlimmste war, was ich je gesehen" habe . Sie erinnerte sich, dass er so viele Flaschen reinen Wodkas am Tag getrunken hat, dass er keine Zeit hatte, das Glas auszuschwenken. Tagelang roch das Glas nach hartem Schnaps, während er eine Flasche um die andere reinkippte. Er wechselte manchmal von Wodka zu Seagram`s Whiskey, trank ohne Unterbrechung 24 Stunden lang, ohne Schlaf, bis er schließlich wie tot umfiel. Gegen Ende seines Lebens, als seine Leber nicht mehr richtig funktionierte, war er kaum noch bei sich. Dieser Mann, der so brilliant war, wenn er nüchtern war, konnte nur noch lallen und verschwommen in die Welt gucken. Das alles beschrieb sie mir als eine Horrorszene, das ihr nur noch einen Wunsch ließ, nämlich dass er sterbe und alles ein Ende habe.

Als Doris darüber sprach, wurde sie extrem aufgeregt und begann dieses Trauma wiederzuerleben. Sie zitterte und löste sich fast auf, ihre Tränen rannen über ihr Gesicht . Weil sie offensichtlich so großen Schmerz litt, kam ich ihr zu Hilfe. Anstatt positive Kräfte auf die Reihe zu bringen oder „ ihr Zeug aus ihrem System rauszuschmeißen", kam sie direkt vor meinen Augen in ein neu aufgelegtes Trauma. Ich entschied mich für die „Tränenlose Trauma Technik„ (gem.:EFT, d.V.), um den Schmerz zu verringern, damit sie produktiv an diesem Thema arbeiten konnte. Dazu gab ich ihr vor, dieses Thema zu „beklopfen", ohne dabei absichtlich an die Urszene (die Szenen mit ihrem Vater) zu denken, sondern bloß EINZUSCHÄTZEN; wie sie sich fühlen würde, wenn sie in der TAT drandenken würde. Sie schätzte dann ihren Stresslevel bei „10 ++" auf ihrer *SSS* bei diesem Thema. Ihr Fokussatz hieß nach ihren eigenen Worten: „wenn ich drandenke, es war schrecklich.“ Ihr Statement war: „Obwohl es schrecklich war, liebe und ... ...“. Sie hielt eine ganze Runde durch.

Am Ende jedoch meinte sie, ihre Hände fühlten sich an wie „Reißzwecken und Nadeln“ und sie fühle sich „wie in einem völlig verschlossenen Sarg“. Sie konnte immer noch nicht atmen.

Anstatt dieses Hauptthema weiter direkt zu behandeln, gingen wir auf eine „Nebenstraße“, um die „dazwischenfunkende“ Panik anzugehen.

„Obwohl mir der Atem ausgeht, wenn ich drandenke ... ...“.

„Obwohl ich mich in einem Sarg gefangen wähne, wenn ich drandenke ... ...“.

Am Ende dieser zwei Runden kam ihre *SSS* ein kleines bißchen runter, sie konnte jetzt wieder normal atmen. Aber sie konnte das alles nur auf einer intellektuellen Ebene verstehen. Ihre Gefühle waren dabei doch sehr intensiv.

Ihr nächstes Statement: „Obgleich es immer noch sehr bedrohlich ist, ...“.

Als sie gerade das Beklopfen ausführte, hielt sie in der Mitte inne und stieß aus: „Oh, wissen Sie was? Wissen Sie, warum es immer noch bedrohlich ist? Zum ersten Mal begreife ich, dass ich Angst habe, das könnte auch MIR passieren!!! Ich trinke manchmal Wein, und ich bin erschüttert, ich könnte so wie mein Vater werden!“

Das war eine dieser „EFT Einsichten“, die spontan und unerwartet im Laufe einer Behandlung auftreten können. Sie sind äußerst kostbar.

Auf meine Bitte hin beklopfte sie weiter: „Ich bin erschüttert, weil ich so werden könnte wie mein Vater ... ...“. Nach einer Runde berichtete sie, dass sie sich zum ersten Mal in dieser Sitzung „ein wenig besser“ fühle. „Ich fühle mich richtig gut, dass das die Wahrheit ist, und ich sage dies ganz laut!“ erklärte sie.

Dann erzählte sie mir, dass sie jeden Abend Wein trinke und dass das keine gute Idee sei. „Ich fühle, ich habe vieles verschwiegen, und es ist gut, es Ihnen zu sagen.“ Dann fuhr sie fort zu berichten, dass es ihr gar nichts ausmache, nichts zu trinken, aber dass sie nichtsdestoweniger in eine Gewohnheit komme, jeden Abend Wein zu trinken.

Ich kenne Doris‘ Offenheit. Ich bin ziemlich sicher, dass sie mir die Wahrheit über beide Seiten sagt: ihr Weintrinken und dass sie sich okay fühlt, wenn sie keinen trinkt.

Es schien mir, dass wir beide Seiten dieses Themas ansprechen konnten. Wir verwendeten die *Alternative-Themen-Technik*, um das Bild auszugleichen und auch eine positive Perspektive in Doris‘ düsteres Bild der Selbstverdammung zu bringen.

Ich bat sie, mit dem negativen Statement zuerst zu beginnen (hier: „Ich bin erschüttert, so zu werden wie mein Vater ... ...“.) und dies als Statement zu nehmen, während sie den Punkt 1 (Augenbraue) beklopfte. Danach sollte sie als Statement nehmen: „Wenn ich nicht trinke, fühle ich mich wohl“ (Punkt 2). Danach das negative Statement wieder und den Punkt 3 beklopfen. Darauf das positive bei Punkt 4 und so fort, die ganze Reihe hindurch.

Während sie dies tat, kam Farbe in Doris‘ Gesicht zurück (die zuvor sehr bleich war). Am Ende dieser Runde sagte sie: „Ich fühle mich ein ganzes Stück besser.“ Ihre *SSS* lag bei 5.

Weil ihre *SSS* so zurückgegangen war, fragte ich sie, ob sie sich gut dabei fühle, wenn sie bei den Statements anstelle von „erschüttert“ den Ausdruck : „macht mir Angst“ nehmen könnte? „Würde das besser passen?“ Sie meinte: „Ja“, nahm dieses Wort und gebrauchte außerdem abwechselnd die negativen und positiven Statements beim Beklopfen.

Ungefähr in der Mitte der Runde änderte sich ihre Wortwahl von „wenn ich nicht trinke, fühle ich mich okay“ zu „wenn ich nicht trinke, fühle ich mich besser“. Ich wusste, dass es sehr wichtig sein kann, wenn Klienten während des Klopfens die Wortwahl ändern. So unterbrach ich sie nicht. Ich konnte sehen, dass sie ganz anders aussah, ihr Körper entspannte sich, ihre Augen waren mehr fokussiert. „Jetzt fühle ich mich sehr ruhig“, sagte sie am Ende dieser Runde. „Ich glaube, ich habe Ihnen ein großes Geheimnis mitgeteilt, das ich sogar vor mir geheimgehalten habe.“ Ich bat sie, nun zu dem Statement: „Mein Vater starb an Alkoholismus“ zurückzukehren, um zu sehen, wie es ihr damit ginge. Ihre *SSS* lag jetzt bei 2. „Ich habe immer noch ein wenig Angst wegen meinem Trinken“, fügte sie hinzu.

Hier musste ich mich entscheiden, in welche Richtung weiterzumachen wäre. Ich entschied mich, sie auf dieses Thema umschwenken zu lassen. Das Ende der Sitzung kam heran. Ich fühlte, dass jetzt das wichtigste Thema dran war. Ich kann mir denken, dass ein anderer Therapeut sich entschieden hätte, das Thema „Vater's Alkoholismus" weiterzubehandeln, bis die *SSS* bei 0 wäre. Das hätte wohl auch ganz gut werden können. Aber ich wollte ihrer Weisung und ihrem Thema: „mein eigenes Trinken" folgen.

So bat ich sie, abwechselnd folgende Formulierungen zu verwenden: „Ich habe Angst, eine Alkoholikerin zu sein wie mein Vater" (negatives Statement) und dann „Ich fühle mich besser, wenn ich nicht trinke" (positiv).

Sie begann damit, aber brach in der Mitte der Übung ab und rief aus: „Plötzlich weiß ich's: Ich werde nicht wie mein Vater!" Das war wie ein Aha-Erlebnis für sie. Spontan tauschte sie im positiven Statement die Worte „Ich werde keine Alkoholikerin!" anstelle von dem, was ich vorgeschlagen hatte, und sie sprach es laut und mit großer Zuversicht aus. Sie hatte ihre eigene „positive Installation" kreiert!

Am Ende dieser Runde erzählte sie mir von ihrer neuen Einsicht, die sie eben erlebt hatte: „Mein Vater wäre nie hier gesessen und hätte mit Ihnen darüber gesprochen." Sie sagte: „Ich werde nie eine Alkoholikerin!"

Wir besprachen den Plan, ihren Wein auf jeden dritten Abend zu beschränken. Das war ihr vorschlag, der sich für sie gut anfühlte. Dann sagte sie: „Ich glaube, das war die beste Therapiestunde in meinem ganzen Leben."

Doris kam die nächste Woche zurück, um mitzuteilen, dass sie nun bereit sei, die Therapie zu beenden. Sie sah strahlend aus. Sie sagte mir, dass sie seit unserer letzten Sitzung ein bemerkenswertes Sicherheitsgefühl erlebe. „Ich fühle, ich bin dabei befreit worden", sagte sie. Dieser Triumph gehörte ihr. Diese Sitzung war offensichtlich ein wahrer Durchbruch.

Hätte Doris den gleichen Grad an Selbstannahme und Eigenverständnis errungen, wenn ihr in der letzten Stunde erlaubt worden wäre, in ihren schmerzlichen Erinnerungen an ihren Vater „heranzuschwimmen“, ohne Erleichterung angeboten zu bekommen durch die „Tränenlose Trauma Technik“ und den Gebrauch der alternierenden Statements?

In anderen Worten: Wäre es richtig gewesen, wenn man der Regel „wenn kein Schmerz, dann auch kein Gewinn“ (no pain – no gain) gefolgt wäre? Oder wenn man angenommen hätte: Nur wenn man die Schmerzen nochmal durchlebt, kann man das Trauma heilen?

Meiner Meinung nach wären wir vielleicht nach einer ganzen Reihe von Sitzungen zu einer Form von Heilung gekommen, wenn wir nur beim Negativen geblieben wären und nicht Schritte unternommen hätten, die Schmerzen des Traumas zu lindern. Wir hätten auch nicht eine so schnelle und dramatische Verbesserung gesehen. Weil wir alle auch danach trachten, Schmerzen zu vermeiden, hätte Doris wahrscheinlich bei diesem Thema abgebrochen und es irgendwie in sich begraben. Dann wäre die Behandlung zu schmerzhaft geworden, statt das Thema ganz anzuschauen, um auf die andere Seite zu gelangen – wie sie es denn auch getan hat.

Da ist noch eine wichtige Frage zu bedenken: Vielleicht wird jemand eines Tages ein Experiment aufbauen, das diese zwei Möglichkeiten testen könnte. Bis dahin, denke ich, ist es das Beste, was wir tun können, dass wir unseren klinischen Intuitionen folgen. In diesem Fall haben sich meine als erfolgreich erwiesen.

Pat Carrington

EFT Contributing Editor

Email: Patmail908@aol.com

Das Protokoll:

1. Sie zentrieren sich auf Ihr Problem und bestimmen Ihre *SSS*.
2. *Balance-Atmen*.
3. Sie formulieren ein *Positives Statement*: „Obwohl ich ... ...“ und reiben dabei Ihren *Heilenden Punkt*.
4. Sie klopfen die 12 *Meridianpunkte* und wiederholen die Kurzformel: „Mein (Problem, Angst, usw.) ... ...“.
5. Sie klopfen den *Serienpunkt* während der *Brücke-Übung*.
6. Sie erfragen wieder Ihre *SSS*.
7. Sie wiederholen die Schritte 4 – 6, bis Ihre *SSS* bei 0 angekommen ist.
8. *Augengleiten*

Für Kurzinterventionen:

1. Sie bestimmen Ihre *SSS*.
2. Sie formulieren ein *Positives Statement*: „Obwohl ich ... ...“ und reiben dabei Ihren *Heilenden Punkt*.
3. Sie klopfen die *Meridianpunkte* 1, 3, 7, 6, 12 und wiederholen die Kurzformel: „Mein (Problem, Angst, usw.) ... ...“.
4. Sie bestimmen wieder Ihre *SSS*.

Traumatherapie am World Trade Center

Deborah Mitnick, eine amerikanische EFT-Kollegin, war in New York City und im Pentagon vor Ort und brachte ihre spezielle Erfahrung mit. In ihrem Bericht bringt sie uns mitten ins Geschehen und beschreibt dann detailliert einen Fall von Wut-Trauma.

Seit dem 11. September habe ich zweimal „Critical Incident Stress Debriefing“ (CISD) für mehrere Gruppen im Pentagon und bei anderen Firmen und Geschäften in Virginia und Washington angeboten. Ich arbeitete außerdem vier Tage lang mit einer Finanzfirma an der Wall Street, nur wenige Strassen vom Ort der Tragödie entfernt. In wenigen Tagen werde ich mit weiteren Gruppen in New York arbeiten.

Ich war an Ground Zero und war geschockt, um wieviel schlimmer es ist, alles mit eigenen Augen zu sehen, verglichen mit den Fernsehberichten. Der größte Schock war der Gestank, der Geruch von Verwesung, der Geruch des Todes. Das Geröll ist größer, wenn man es persönlich sieht, die zerbrochenen Fenster sind stärker zerbrochen. Die Rettungsmannschaften wirken wie Zwerge gegenüber dem Berg von Geröll. Die immer noch rauchende Trümmerlandschaft ist weitaus dramatischer. Die Polizisten weinen, wenn ich auf sie zugehe und meine Hand auf ihre Schultern lege. Als ich all dies gesehen habe, musste ich noch viel mehr weinen als zuvor. Dann habe ich EFT geklopft, um mir selbst zu helfen.

Ich habe an den hohen Gebäuden der Wall Street hinaufgeschaut und versucht mir vorzustellen, wie es sich angefühlt und angehört haben mag, als das World Trade Center einstürzte. Als ich dann mit dem Aufzug zu den oberen Etagen einer Finanzfirma fuhr, hatte ich Angst. Ich habe mich beklopft, um mir selbst zuerst mal zu helfen.

Als ich aus diesen Fenstern hinunterschaute, hatte ich trotzdem Angst und wurde ganz durcheinandergerüttelt. Als ich dann die Geschichten dieser Menschen hörte, wie sie beobachteten, wie das zweite Flugzeug an ihren Fenstern vorbeiflog, und als sie sagten, dass sie in die Gesichter der Menschen im Flugzeug geschaut hatten, nur Sekunden bevor es in das Gebäude krachte, hatte ich mit ihnen zusammen Angst.

Ich trauerte noch mehr. Und ich klopfte mich in Gedanken, um mir zu helfen, während ich diese Horrorgeschichten anhörte.

Ich bin in EFT gut ausgebildet und kenne mich aus. Ich wusste, wie ich mir selbst helfen konnte. Aber die Leute in diesen Firmen hatten diese Erfahrung nicht. Ich musste sie ihnen vermitteln.

Ich bin von verschiedenen Firmen, die Krisenmanagement anbieten, angefragt worden, CISD nach großen Traumata anzubieten. In meinem Vertrag war ich daran gebunden, diesen Gruppen das CISD-Protokoll zu vermitteln, das ich ursprünglich gelernt hatte. Das hieß, dass ich offiziell nicht mit EFT arbeiten konnte (Meiner Meinung nach wären diese Sitzungen viel effektiver und schneller zum Ziel gekommen, hätte ich mit EFT arbeiten können.).

Ich arbeitete vier Tage in dieser Firma. Ich gab mein Bestes, um Information und Tröstung zu vermitteln, so dass die Teilnehmer realisierten, dass ihre Reaktionen in Anbetracht dieser traumatischen Umstände meist normal waren. Zwischen meiner offiziellen Arbeitszeit hatte ich noch genügend Zeit für individuelle Sitzungen. Ich lehrte dabei sehr oft EFT. Es war mir eine Ehre, mit vielen weinenden und jammernden Leuten zu arbeiten. Und EFT half immer. Ich möchte von einer solchen Sitzung berichten.

Frank (Name wurde verändert), 37 J., war der Mann mit der größten Wut, die ich seit meiner Tätigkeit in einer Notaufnahme einer psychiatrischen Klinik erlebt habe. Ich war um meine persönliche Sicherheit besorgt. Ich fragte ihn, ob er eine Waffe bei sich habe. Er hatte keine, aber eine sehr eindrucksvolle gewalttätige Vorgeschichte, über die wir uns mehr als eine Stunde lang unterhielten. Wir sprachen auch über seine Wut auf alle Institutionen der Regierung..

Er hatte über zehn Jahre im World Trade Center gearbeitet, bis er einen anderen Job an der Wall Street annahm. Er kannte etwa 200 Leute, die im World Trade Center umkamen.

Frank zitterte und schwitzte, seine Stimme war brüchig. Er sagte, dass er seit dem 11. September nicht mehr geschlafen habe. Er hatte Konzentrationsstörungen und Anfälle von Black Out. Er leidet sehr an Bluthochdruck. Er muss ihn ständig kontrollieren. Sein Blutdruck war an diesem Tag himmelhoch, wie er sagte.

Nach dem Ereignis des 11. September raste er die Treppen in diesem Bürohochhaus hinunter, in dem wir uns unterhielten, und, so Frank: „... ... rannte den ganzen Weg bis New Jersey, wo ich zwei Tage in einem Feld weit weg von allen hohen Gebäuden saß. ... ...“ Er konnte den Geruch des brennenden Gebäudes nicht aus seinen Kleidern bringen. So verbrannte er sie.

Ich hatte ihn über eine Stunde lang reden lassen. Seine Wut war immer noch von höchster Intensität. Ich konnte bis zu diesem Zeitpunkt mit EFT nicht ankommen, wegen einiger kulturellen Unterschiede und wegen seiner Ansicht über Beratung. So hielt ich mich also zurück, wissend, dass ich noch eine Chance bekommen würde, EFT bei ihm anzuwenden.

Kurz vor Ende der Sitzung zeigte er sich offener, als er sagte: „Ihnen kann ich leichter sagen wie es mir geht. Ich fühle mich von Ihnen nicht verurteilt.“ Da wuss te ich, dass die Zeit für EFT gekommen war. Ich fragte ihn: Was ist das deutlichste und hervorstechendste körperliche Symptom, das Sie im Augenblick spüren, was diese Wut repräsentieren könnte? Er sagte mit einer wuterfüllten Stimme: „Sehen Sie sich meine Finger an! Fühlen Sie! Meine Hände sind eiskalt und meine Finger sind so verschrumpelt wie Rosinen. Ich kann sie nicht mehr fühlen.“

Die Intensität dieses Symptoms war 6 auf einer Skala von 10.

Wir klopften: „Obwohl ich diese tauben und kalten wütenden Fingerspitzen habe, möchte ich mich ganz und vollständig annehmen.“

Dann nahmen wir die Kurzversion. Ich bot ihm auch einige positive Bestätigungen für Selbstwert und Wertschätzung an (mit Klopfen an den Meridianen unter der Nase und am Kinnpunkt). Hier sagten wir: „Obwohl ich denke, dass ich diese kalten und tauben Ärgerfinger niemals loswerden kann, ...“. Und : „Obwohl ich denke, ich verdiene es nicht, diese kalten und tauben Ärgerfinger loszuwerden, ...“. Zusätzlich zeigte ich ihm drei Punkte, die ich als *Ärgerpunkte* identifiziert habe: auf der Kopfdecke, unterhalb der Brust (Leberpunkt) und an der Seite des Zeigefingers. Hier beklopften wir „diese kalten und tauben Gefühle“.

Abwechselnd mit diesen seinen oben beschriebenen Schwierigkeiten, nutze ich die andere Körperseite für seine Vision, wie er wieder werden wollte. Er wollte wieder warm sein.

Bei Frank klopften wir dann die rechte Augenbraue für „kalte und taube Finger“ und die linke für „offen sein, wärmende Gedanken zu wählen“. Dann klopften wir die rechten und linken Augenpunkte mit den gleichen Aussagen und gingen auf diese Art durch alle Punkte.

Nach nur zwei Runden dieses Klopfens sah mich Frank an und lächelte. Dann schaute er mit Erstaunen auf seine Finger. Er sagte: „Sehen Sie meine Finger an, sie sind glatt. Sie sehen nicht mehr wie Rosinen aus! Wie haben Sie das gemacht? Ich kann diese Veränderung gar nicht glauben. Aber noch wichtiger ist, ich fühle diese Wut nicht mehr. Ich bin traurig über diesen Horror, aber dieses Ausmaß an Wut kann mir nicht guttun. Ich spüre, dass mein Blutdruck niedriger geworden ist. Meine Finger sind warm und glatt. Die Wut hat meinen Körper verlassen. Wie kann das sein? Aber es stimmt. Ich bin Ihnen so dankbar. Niemand hat mir jemals so schnell bei einer Schwierigkeit helfen können.“

Er schüttelte meine Hand mit seinen warmen Fingern und ging nach Hause. Ich dachte: In diesem Prozess wärmte er meine eigenen Finger und mein Herz.

Am nächsten Tag kam er zurück und sagte: „Ich bin nicht mehr wütend. Die Verspannung ist aus meinem Körper raus. Es nützt nichts, wenn ich noch länger Fernsehen schaue, ich kann nicht ändern, was geschehen ist. Ich kann jetzt über die Regierung reden, ohne persönlichen Ärger zu verspüren. So persönlich wütend zu sein schadet meinem Körper und meinen Gefühlen. Ich möchte anderen helfen, jetzt wo ich klarer denken kann und mein Blutdruck niedriger ist.“

Er frage mich nach den Klopfpunkten und schrieb sie sich auf. Dann lächelte er wiederum und dankte mir nochmals. Nachdem er gegangen war, schloss ich meine Tür, um einen Moment allein zu sein. Ich saß da und dachte wiederum, wie effektiv dieser Klopfprozess ist. Es dauerte nicht mehr als 5 Minuten. Seine Wut war weg, er machte eine gute kognitive Veränderung, die ihm erlaubte, die Geschehnisse des 11. Septembers in einer Art und Weise zu sehen, die ihn nicht mehr persönlich verletzte. Sein Blutdruck wurde niedriger. Er musste nicht länger klagen.

Und alles, was er tun musste, war klopfen!

Deborah Mitnick, LCSW-C
EFT Contributing Editor
dmitnick@qis.net
http://www.trauma-tir.com

Süchte, Abhängigkeiten

Energie Feld Therapie kann bei bestimmten Voraussetzungen sehr hilfreich sein, das Verlangen nach stofflichen oder auch nicht-stofflichen Suchtmitteln zu unterbrechen und aufzulösen. Sucht kann man als einen Versuch deuten, Langeweile, unangenehme Gefühle, Verspannung oder Stress durch bestimmte Substanzen zu verändern oder auszuschalten. Wenn einmal ein bestimmter Grad an Gewöhnung erreicht ist, nimmt normalerweise der Suchtprozess seinen toxischen Verlauf. Erste Voraussetzung für eine Therapie ist daher in der Regel eine Phase der Entgiftung, körperlich bei den stofflichen, mental bei den nicht-stofflichen Süchten. Dabei muss einem klar sein, dass hier das Gebot der Abstinenz wesentlicher Bestandteil der Therapie ist. Man kann nicht gelegentlich wieder zum „Stoff" greifen und denken, das mache nichts aus. Dieses Verlangen ist ja gerade Teil der Sucht.

Hier setzt die Energie Feld Therapie an. Sie unterstützt den Klienten, indem sie ihm ein Instrumentarium gibt, das schnell und schmerzfrei wirkt, um der Verführung, zum gewohnten Suchtmittel zu greifen zu müssen, widerstehen zu können, ja sogar dieses Verlangen danach mehr und mehr verschwinden zu lassen. Wir dürfen eines dabei nicht vergessen: Sehr wahrscheinlich liegt bei den meisten Abhängigen eine Psychische Umkehrung vor. Diese muss adressiert und aufgehoben werden. Dann geht in der Regel der Heilungsprozess sehr schnell vonstatten.

Diana, Mitte 40, wollte ihr Rauchen aufgeben. Es war ihr zuwider geworden, jedoch hielt sie eisern durch und rauchte auch weiterhin „ihre" zwei Packungen (man beachte die besitzanzeigende Formulierung). Ich umschrieb ihren Wunsch etwas deutlicher: „Sie möchten 40 mal am Tage auf die Nikotinvergiftung verzichten, wo Ihr Körper sich doch 22 Jahr lang daran gewöhnt hat ."

Sie war bereit, die Konsequenzen zu ziehen und schlagartig aufzuhören. Ihre *SSS lag* bei 9.

Ihr Statement war: „Obwohl ich völlig dem Rauchen verfallen bin, liebe ... ..."

„Obwohl ich Zweifel habe, ob ich es durchhalten kann, nicht mehr zu rauchen, ...“

Ihre *SSS* sank auf 5. Ich hielt ihr eine Zigarette hin zum Riechen. Ihr Verlangen war nicht stärker geworden.

„Obwohl ich jetzt gerade kein Verlangen mehr nach einer Zigarette habe, liebe und ....“

Ihre *SSS* war bei 1 angekommen. Auch als sie die Zigarette „trocken“ rauchte und daran zog, blieb die Skala ganz unten. Erleichtert und begeistert zog sie mit ihrem Klopf-Merkzettel von dannen. Sie wollte mir dann telefonisch berichten, wie sie zurechtkam. Ich hörte über eine Woche lang nichts mehr von ihr.

Da meldete sie sich wieder, mit Enttäuschung und Ärger in der Stimme. Das „Zauberklopfen“ habe nur zwei Tage angehalten. Dann sei es wieder über sie gekommen, als sie müde und abgeschlagen nachhause kam. Sie sei dann spät abends noch an den Automaten gegangen und habe sich eingeredet, das sei nur für heute Abend. Wahrscheinlich hatte ich mich von dem schnellen Erfolg der ersten Sitzung verführen lassen. Aber die Macht der Psychischen Umkehrung hat uns eine Lektion erteilt.

So blieben wir bei diesem Thema und nahmen uns Zeit, alle ihre inneren negativen Stimmen zu formulieren und zu bearbeiten, angefangen von ihrer Schulzeit bis zu ihrer Streßzeit während ihrer Scheidung. Erst nach dieser Intervention war es ihr möglich, ihren Abstinenzentschluss durchzuhalten.

Das Protokoll:

1. Sie zentrieren sich auf Ihr Problem und bestimmen Ihre *SSS*.
2. *Balance-Atmen*.
3. Sie formulieren ein *Positives Statement*: „Obwohl ich ... …“ und reiben dabei Ihren *Heilenden Punkt*.
4. Sie klopfen die 12 *Meridianpunkte* und wiederholen die Kurzformel: „Mein (Problem, Angst, usw.) ... ...“.
5. Sie klopfen den *Serienpunkt* während der *Brücke-Übung*.
6. Sie erfragen wieder Ihre *SSS*.
7. Sie wiederholen die Schritte 4 – 6, bis Ihre *SSS* bei 0 angekommen ist.
8. *Augengleiten*

Übergewicht

Karin, 31, kann sich nicht mehr leiden, wenn sie sich im Spiegel sieht. Sie hat in eineinhalb Jahren 55 Kilo zugenommen. Damals hatten die Ärzte bei ihrem Jüngsten (3 Wochen alt) einen schweren Herzfehler diagnostiziert. Eine Woche später war er tot.

Ihr Schmerz war so mächtig, dass sie sich am liebsten vor den Zug geworfen hätte. Nur die Pflicht, für ihre beiden Töchter und ihren Mann zu sorgen, hielt sie am Leben. Sie musste das „Loch in ihrem Herzen" füllen. Dazu wählte sie Süßigkeiten und Alkohol. Nun wog sie weit über 120 kg, und sie konnte es nicht lassen.

In einer Selbsthilfegruppe für Übergewichtige hörte sie von der Energie Feld Therapie. Ihr erstes Statement war: „Ich bin soweit. Machen Sie mit mir, was Sie wollen."

Ihre *SSS* war mehr als 10.

Sie sprudelte eine ganze Reihe von Merksätzen aus, die wir dann für die einzelnen Runden übernahmen:

„Obwohl ich noch immer nicht über den Tod meines Kindes hinwegkomme, liebe und akzeptiere ... ...".

„Obwohl ich mir schwer tue, in meinem Leben Sinn zu finden, ...".

„Obwohl ich immer noch die Leere in meinem Herzen spüre ... ...".

„Obwohl ich immer noch eine Wut auf das Schicksal oder Gott habe, ...".

„Obwohl ich das Süße immer noch gern habe ... ...".

„Obwohl ich das Schnäpschen immer noch wohltuend empfinde ... ...".

Nach diesen Runden war ihre *SSS* bei 3. Plötzlich weinte sie. Nach einer gewissen Stille fuhr sie fort mit:

„Obwohl ich unsicher bin, ob ich mit meinem Mann weiterhin zusammen leben will ... ...".

Obwohl ich nicht sicher bin, wie lange unsere Ehe noch durchhält ... ...".

„Obwohl ich Angst vor der Zukunft habe, ...“.

Ihre *SSS* war bei 0.5.

Karin besuchte weiterhin die Selbsthilfegruppe, übte fleißig das Meridianklopfen, hat die Hälfte des Übergewichtes wieder abgespeckt und meinte am Telefon: „Den Rest schaffe ich auch noch!“

Das Protokoll:

1. Sie zentrieren sich auf Ihr Problem und bestimmen Ihre *SSS*.
2. *Balance-Atmen*.
3. Sie formulieren ein *Positives Statement*: „Obwohl ich ... ...“ und reiben dabei Ihren *Heilenden Punkt*.
4. Sie klopfen die 12 *Meridianpunkte* und wiederholen die Kurzformel: „Mein (Problem, Angst, usw.) ... ...“.
5. Sie klopfen den *Serienpunkt* während der *Brücke-Übung*.
6. Sie erfragen wieder Ihre *SSS*.
7. Sie wiederholen die Schritte 4 – 6, bis Ihre *SSS* bei 0 angekommen ist.
8. *Augengleiten*

Für Kurzinterventionen:

1. Sie bestimmen Ihre *SSS*.
2. Sie formulieren ein *Positives Statement*: „Obwohl ich ... ...“ und reiben dabei Ihren *Heilenden Punkt*.
3. Sie klopfen die *Meridianpunkte* 3, 6, 7, 11 und wiederholen die Kurzformel: „Mein (Problem, Angst, usw.) ... ...“.
4. Sie bestimmen wieder Ihre *SSS*.

Verspannung, Verbissenheit, Zähneknirschen

Willi, 61, ein Sozialarbeiter i.R., berichtet, er habe seit seiner Kindheit die Gewohnheit, nachts mit den Zähnen zu knirschen. Seine Frau sei manchmal nachts aus dem Ehebett ausgezogen, weil sie es sehr störte. Er war beim Chiropraktiker, um sich irgendwie einrenken zu lassen, doch der Erfolg stellte sich nicht ein. Sein Zahnarzt verschrieb ihm eine gummiartige Einlage als Beißschiene, aber es brachte eigentlich keine Veränderung.

Als wir mit der Energie Feld Therapie begannen, war seine *SSS* bei 8.

Sein Statement:

„Obwohl ich seit Kindertagen an diesem Zähneknirschen leide, liebe ... ...".

„Obwohl ich bei Nacht sehr verspannt bin, liebe ... ...".

Seine *SSS* war bei 4.

„Obwohl ich an meiner Verbissenheit leide, liebe ... ...".

„Obwohl ich die Zähne zusammenbeißen muß, liebe ... ...".

Seine *SSS* war bei 0.

Er war noch zwei Tage im Seminar und berichtete, er habe immer den Eindruck, seine Kinnlade hinge nach unten, weil seine Kaumuskeln so entspannt seien.

Auch bei einem Rückruf nach 2 Wochen meinte er, er habe fast vergessen, dass er einmal so verspannt gewesen sei.

Das Protokoll:

1. Sie zentrieren sich auf Ihr Problem und bestimmen Ihre *SSS*.
2. *Balance-Atmen*.
3. Sie formulieren ein *Positives Statement*: „Obwohl ich ... ...“ und reiben dabei Ihren *Heilenden Punkt*.
4. Sie klopfen die 12 *Meridianpunkte* und wiederholen die Kurzformel: „Mein (Problem, Angst, usw.) ... ...“.
5. Sie klopfen den *Serienpunkt* während der *Brücke-Übung*.
6. Sie erfragen wieder Ihre *SSS*.
7. Sie wiederholen die Schritte 4 – 6, bis Ihre *SSS* bei 0 angekommen ist.
8. *Augengleiten*

Für Kurzinterventionen:

1. Sie bestimmen Ihre *SSS*.
2. Sie formulieren ein *Positives Statement*: „Obwohl ich ... ...“ und reiben dabei Ihren *Heilenden Punkt*.
3. Sie klopfen die *Meridianpunkte* 1, 3, 7, 6 und wiederholen die Kurzformel: „Mein (Problem, Angst, usw.) ... ...“.
4. Sie bestimmen wieder Ihre *SSS*.

Wut, Ärger

In einer therapeutischen Männergruppe kam das Thema auf: Wie reagieren wir im Verkehrsstau? Erich, ein Handelsvertreter mit über 100.000 km pro Jahr auf Achse, beschreibt seine Reaktionen sehr deutlich: „Wenn ich einen wichtigen Termin habe, und ich gerate in Stau, dann drehe ich durch, fast immer, vielleicht manchmal. Ich merke, wie mein Adrenalinspiegel hochgeht. Dann ist es aus mit dem grünen Bereich!"

Er hat noch nie real zugeschlagen, höchstens auf sein Lenkrad. Aber er hätte es schon gern gemacht. Er bekennt, dass er auch öfters zuhause in Schwierigkeiten kommt, wenn er überarbeitet ist und die Dinge nicht so laufen, wie er es sich vorstellt. Er habe auch seine Kinder schon geschlagen. Zwei weitere Teilnehmer schlossen sich an. Sie hätten ähnliche Probleme zuhause und auch im Beruf. Ungeduld sei die Anfangsstufe, Ärger die nächste und Wut die Endstufe.

Wir wandten die Energie Feld Therapie für alle drei Themen an. In späteren Gruppensitzungen wurde von sehr guten Ergebnissen berichtet, besonders mit dem Krisenprotokoll.

Das Protokoll:

1. Sie zentrieren sich auf Ihr Problem und bestimmen Ihre *SSS*.
2. *Balance-Atmen*.
3. Sie formulieren ein *Positives Statement*: „Obwohl ich ... ...“ und reiben dabei Ihren *Heilenden Punkt*.
4. Sie klopfen die 12 *Meridianpunkte* und wiederholen die Kurzformel: „Mein (Problem, Angst, usw.) ... ...“.
5. Sie klopfen den *Serienpunkt* während der *Brücke-Übung*.
6. Sie erfragen wieder Ihre *SSS*.
7. Sie wiederholen die Schritte 4 – 6, bis Ihre *SSS* bei 0 angekommen ist.
8. *Augengleiten*

Für Kurzinterventionen:

1. Sie bestimmen Ihre *SSS*.
2. Sie formulieren ein *Positives Statement*: „Obwohl ich ... ...“ und reiben dabei Ihren *Heilenden Punkt*.
3. Sie klopfen die *Meridianpunkte* 2, 6, 12 und wiederholen die Kurzformel: „Mein (Problem, Angst, usw.) ... ...“.
4. Sie bestimmen wieder Ihre *SSS*.

Zwanghaftes Denken

Heiner (Ende 20, Bankangestellter) bekommt Druck im Beruf. Sein Chef ist mit seiner Leistung nicht mehr zufrieden. Früher war er sehr zuverlässig und pünktlich, jetzt gerade das Gegenteil. Bei einer mehr privaten Aussprache bekennt Frieder den Grund seiner Veränderung: Seine Verlobte, mit der er drei Jahre lang zusammenlebte, habe ihn jüngst verlassen, weil sie es mit ihm nicht mehr ausgehalten hätte. Sein Chef forderte ihn auf, sich bei einer Psychologischen Beratungsstelle Hilfe zu holen.

Die Psychologin, der er sich dort anvertraute, erfuhr nun die eigentlichen Gründe seiner neuerlichen Unkonzentriertheit bei der Arbeit: Frieder leidet an zwanghaftem Denken. Er wälzt tausendmal die Fragen im Kopf herum: Was habe ich mit ihr falsch gemacht? Was hätte ich ihr noch schenken können? Was war nicht richtig im Sex mit ihr? Hat sie nun einen anderen, besseren Mann gefunden? Was macht der anders?

Trotz aller Konzentrationsübungen, Atemkontrolle – nichts half ihm, über diese Gedankenkette hinweg zu kommen. Tags über und auch die halbe Nacht hindurch sinnierte er über dieselben Fragen.

Bei einer Supervisionsrunde besprach die Kollegin diesen Fall „Frieder". Ich schlug vor, Energie Feld Therapie anzuwenden. Tatsächlich erschien Frieder am nächsten Abend zu einer Sitzung mit seiner Therapeutin bei mir. Seine *SSS* war bei 10.

In den Vordergrund seines Stresses war die Angst gerückt, bei der Umstrukturierung der Bank zum „Auslaufmodell" gestempelt und dann entlassen zu werden. So begannen wir mit dem Statement:

„Obwohl ich Angst habe, wegen meiner Zwangsgedanken meinen Job zu verlieren, liebe ... ...".

„Obwohl ich panische Angst vor Arbeitslosigkeit habe, liebe ... ...".

Seine *SSS* änderte sich auf 7.

Sein Fokus richtete sich wieder auf den Inhalt seiner Zwangsgedanken.

Seine *SSS* stieg auf 9.

„Obwohl ich meine Freundin nicht loslassen kann, liebe ... ...“.

„Obwohl ich alle Fehler bei mir suche, liebe ... ...“.

„Obwohl ich glaube, ein unfähiger Liebhaber zu sein, liebe ... ...“.

„Obwohl ich glaube, es niemandem recht machen zu können, liebe ... ...“.

Seine *SSS* war unter 2. Frieder war sehr zufrieden. Mit seiner Therapeutin vereinbarte er noch weitere Sitzungen, um sein Verhältnis zu seinen Eltern zu klären. Trotz Umstrukturierungen arbeitet er heute noch bei seiner Bank.

Das Protokoll:

1. Sie zentrieren sich auf Ihr Problem und bestimmen Ihre *SSS*.
2. *Balance-Atmen*.
3. Sie formulieren ein *Positives Statement*: „Obwohl ich ... ...“ und reiben dabei Ihren *Heilenden Punkt*.
4. Sie klopfen die 12 *Meridianpunkte* und wiederholen die Kurzformel: „Mein (Problem, Angst, usw.) ... ...“.
5. Sie klopfen den *Serienpunkt* während der *Brücke-Übung*.
6. Sie erfragen wieder Ihre *SSS*.
7. Sie wiederholen die Schritte 4 – 6, bis Ihre *SSS* bei 0 angekommen ist.
8. *Augengleiten*

Für Kurzinterventionen:

1. Sie bestimmen Ihre *SSS*.
2. Sie formulieren ein *Positives Statement*: „Obwohl ich ... ...“ und reiben dabei Ihren *Heilenden Punkt*.
3. Sie klopfen die *Meridianpunkte* 6, 7, 10, 11, 12 und wiederholen die Kurzformel: „Mein (Problem, Angst, usw.) ... ...“.
4. Sie bestimmen wieder Ihre *SSS*.

Sonderthemen

EFT mit Paaren

Wer mit Paarberatung Erfahrung hat, weiß um die Unterscheidung zwischen Situationen, bei denen Paare am Ende ihrer Beziehungsfähigkeit sind, und solchen, die eine Veränderung und Verbesserung ihrer Beziehung anstreben. Energie Feld Therapie ist weder eine Trennungs-Verhinderungs–Therapie noch irgend ein Zaubermittel. Sie kann aber sehr erfolgreich sein, wenn Paare sich gegenseitig ihre Schwierigkeiten auf dem emotionalen Bereich zumuten und diese verändern wollen. Meine Erfahrungen mit diesen Paaren möchte ich folgendermaßen zusammenfassen:

Bei Paaren, die grundsätzlich die Bereitschaft zeigen, ihre Konflikte oder Auseinandersetzungen zu klären, fordere ich zuerst einmal auf zu berichten, was sie alles schon versucht haben, ihre „Tretminen" zu entschärfen. Man könnte das eine Anamnese mit Dechiffrierung ihrer Konflikt- und Versöhnungsstruktur nennen.

Danach vereinbare ich jeweils eine Einzelsitzung, um die Vorgehensweise der Energie Feld Therapie zu erklären und an einem persönlichen Punkt zu demonstrieren. Ich wähle die Einzelsitzung, weil die Zentrierung auf sich dadurch besser gewährleistet ist. Außerdem gibt sie auch die Möglichkeit, den Einzelnen besser kennen zu lernen. Die Hausaufgabe nach der Einzelstunde lautet: Was bedrückt mich in dieser Beziehung emotional am meisten? Danach sind wieder beide eingeladen. Wir versuchen dann, zuerst ein gemeinsames Thema zu finden, das beiden am Herzen liegt oder Angs macht. Zum Beispiel:

„Obwohl ich Angst habe, dass ich es in dieser Ehe nicht mehr aushalten werde, liebe ... ..."

„... ... dass Du mich verlässt, ...".

„... ... dass es am Ende nur noch Scherben gibt, ...".

„... ... dass ich von Dir verletzt werde, ...".

Wenn ein Kontrakt der Unterstützung zwischen den beiden möglich erscheint, dann bespreche ich mit ihnen, wie sie die Energie Feld Therapie – Erfahrungen zuhause fortsetzen können. Es muss jeweils abgesprochen werden, ob sie die Klopftherapie selbst durchführen oder vom Partner an sich vollziehen lassen wollen.

Wie man Kindern EFT lehrt

Ann Adams ist Direktorin eines Heimes für Kinder mit schweren psychischen Problemen. Sie beschreibt ihr Vorgehen, diesen Kindern EFT zu lehren (Teaching kids to tap):

„Gegen 4 Uhr ging ich ins Aufnahmebüro. Die Kinder richteten sich gerade fürs Schwimmen . Das neueste Kind, Kinney, fragte, wer ich sei. Nächste Frage: „Was tut sie?“ (Die Neulinge wollen immer die Aufgaben der Mitarbeiter wissen. Die lernen schnell den Grad der Weisungsbefugnis). Ich sagte ihm, eine Sache, die ich tue, sei, Kinder zu lehren, wie sie sich schnell beruhigen können, wenn sie sich nicht aufregen wollen. Kinney ist groß für seine 13 Jahre. Er hat hellbraunes Haar und ein paar traurige Augen, die traurigsten, die ich je gesehen. Er drückte sofort Interesse aus: „Kannst Du mich lehren?“ „Sicher.“

Harvey, ein schlanker schwarz-amerikanischer neun Jahre alter Junge, der in permanenter Bewegung ist, stand hinter ihm in der Reihe: „Möchte ich auch wissen.“ „OK.“

Ryan, 11, eines von diesen absolut liebenswerten blonden, blauäugigen Kindern mit tollen Manieren (sehr rar in unserem Haus) sprach als nächster: „Madame, wenn Sie nichts dagegen haben, ich würde das auch gern lernen.“ „Kein Problem“, sagte ich. „Nach dem Abendessen werde ich es Euch dreien zeigen.“

Als ich dann auf die Station zurückkam, kamen die drei Jungen gleich auf mich zu. „Zeigs mir jetzt“, sagte Ryan. Wir setzten uns auf die Couch, und ich erzählte ihnen, was wir lernen würden, wäre etwas, das einen meistens sehr schnell beruhigen kann – das manchmal besser wirkt, wenn man es mit jemanden zusammen macht, aber das man auch für sich selbst anwenden könne.

Ich sagte, das übernimmt vieles, was wir schon tun, um es uns besser gehen zu lassen, aber mit diesem Prozess können wir uns darauf konzentrieren, und dann wirke es besser. Ich machte es ihnen vor und fragte, ob sie schon mal Folgendes getan hätten: Handfläche an den Kopf – Hand an die Brust – Kopf in die Hände, unter Augen und Nase reiben – Hände verschränken, an den Fingern kauen – den Handrükken reiben. Sie nickten. Harvey, der „Mr. Unruhe", zeigte den anderen, wie er Nägel beißt.

Ich sagte ihnen, dass dies eine Möglichkeit sei, alle diese Bewegungen zusammenzubringen, während sie daran denken, was sie gerade aufregt. Fast immer würde es dann mit der Aufregung besser, und meistens seien die schlechten Gefühle einfach weg. Nun hatte ich ihre Aufmerksamkeit – gut, außer Harvey, der fünf mal den Sitz gewechselt hatte. Ich entschied mich, die „Cook`s Hook Up"-Übung zu machen, um zu sehen, ob ihn das beruhigen könnte. Aber er konnte nicht mal die Hände lang genug zusammenhalten, um die Anweisungen zu hören. Er verzog sich – nun ja, ein andermal.

Nun fragte ich Ryan und Kinney, ob sie heute irgend etwas aufgeregt hätte. Keiner konnte sich an etwas erinnern. Das passiert oft, wenn ich Kinder „kalt" unterrichte. Mein Hauptziel ist immer, den „Sitz im Leben" zu vermitteln. Oft passiert es dann, dass die nächste Begegnung so aussieht: „Hey, Miss Ann, würden Sie das Klopfen mit mir tun? Ich bin so verärgert, böse, traurig.."

Harvey kommt dann zurück und ergreift Ryan`s Arm. Dieser schubst ihn verärgert weg und sagt zu mir: „Ja, ich hab ein Problem: Gleichaltrige, die mich provozieren. Ich werde frustriert." (Wir lehren die Kinder ein ganz neues Lexikon: Gleichaltrige/Peers, provozieren, Grenzen, Negativität, Ebenen, Farbtupfer, usw).

Kinney meint, er habe auch ein Problem. „Du musst es mir nicht sagen, aber möchtest Du es mitteilen?" sagte ich. Kinney erzählt mir dann eine sehr traurige Geschichte seiner Mutter, die wegen Drogen im Gefängnis sitzt, wie er sich Sorgen um sie macht und dass sie auch Magengeschwüre habe und dass er sie sehr vermisse (Solche Geschichten gibt es zur Genüge in unserer Einrichtung. Ich wünsche, ich könnte allen Müttern und Vätern EFT beibringen.)

Ich erklärte, dass Probleme wie Puzzle seien und dass Puzzles viele Teile hätten. Der erste Schritt ist, an das Problem zu denken, darauf entscheidest du, welchen Teil davon willst du bearbeiten. Wenn dieses Stück geklärt ist, dann suchst Du Dir ein anderes Teil aus, bis alle schlimmen Teile aufgelöst sind.

Ich sagte zu Kinney, dass dieses Problem viele Teile habe. Er müsste eine ganze Reihe von Teile seines Problems beklopfen. Dann besprachen wir, welche Teile es wohl sein könnten. Ich meinte, wir alle fühlen unsere Probleme auch körperlich in unserem Leib. Wenn wir darüber nachdenken, an welchem Puzzleteil wir arbeiten sollten, dann hilft es uns, wenn wir in unserem Körper dieses Gefühl fühlen. Dabei fuhr seine Hand direkt zum Herzen.

Wir sprachen darüber, wie man rausbekommen kann, wie sehr einem ein Problem bedrückt. Ich zeigte ihnen die Methode mit den ausgestreckten Armen, dabei von 0 bis 10 zählend, während ich meine Arme in die Gebetshaltung brachte.

Harvey kommt jetzt zurück in die Gruppe und setzt sich. Lisa, eine erfahrene „Klopferin", kommt auch dazu und gibt ihren Kommentar: „Ich hab das auch schon gemacht." „Hallo, Lisa, ja, Du hast das auch schon gemacht. Hat es gewirkt?" „Ja, ich mag es", sagt Lisa.

„Also, such mal ein Problem raus, um damit zu arbeiten." „Also, fangen wir an" sagte ich zur Gruppe. Wir klopften auf die Handkante mit einfachen Statements: „Obgleich ich wegen meiner Mutter traurig bin, ärgerlich werde, wenn meine Peers mich provozieren, bin ich ein gutes Kind." Ich machte jeden Punkt vor. Wir benutzten auch die Fingerpunkte. Ich ließ die Brücke aus. Dann wiederholten wir die Schritte.

Harvey versucht zu klopfen, aber dann wird es ihm langweilig und er geht wieder (Es braucht viel Zeit, bis ein Kind wie Harvey durch den ganzen Prozess gegangen ist.). Lisa sagt: „Sie haben die Brücke vergessen". Sie sagt zu Kinney: „Das ist ein guter Punkt für Depression." (Wenn ein Kind diesen Prozess kennenlernt, verbinde ich jeden Klopfpunkt mit einem Gefühl. Wer weiß, ob das richtig ist, aber die Kinder mögen es.)

Melanie kommt dazu „Ihr macht dieses Klopfzeug!" „Ja. Hast Du es in letzter Zeit gemacht?" „Nein", sagt Melanie, „ich habs vergessen". Ich lächelte sie an und sagte: „Es ist eine tolle Sache; wir wiederholen es nochmal." Kris kommt dazu. Ich lächelte ihn an, als er seine Handkante beklopfte und sagte: "Siehste?"

Ich fragte Ryan, ob das Klopfen seinem „Frustriertsein wegen der Provokation durch seine Peers“ geholfen habe. Er nickte und lächelte: „Harvey ist einfach blöd.“

Ich schaute zu Kinney: „Hat es Dir irgendwie geholfen?“ „Nun“, sagte er, „ich bin nicht aufgeregt im Moment“

„Sag mir nochmal, welcher Punkt ist für Depression?“ Er schaute mir dabei in die Augen mit so viel Traurigkeit vermischt mit Hoffnung, dass ich den Wunsch spürte, mit ihm noch länger einzeln arbeiten zu können.

Ein Nachteil als Direktorin einer solchen Einrichtung ist, dass man nur wenig Zeit für das einzelne Kind hat. Ich arbeite mit einem Kind, wenn es in Not ist, sonst lehre ich, so viel ich kann. Ich habe vierteljährlich Trainings mit meinen Mitarbeitern. Mit ihnen arbeite ich, um den Prozess mit den Kindern zu verstärken. Ich lehrte die Kinder EFT in Gruppen, nicht nur wegen meiner zeitlicher Beschränkung, sondern auch darum, um diesen Prozess für die Kinder als normales Geschehen erleben zu lassen, wenn sie sehen, dass andere Kinder auch klopfen.

Ryan fragt mich nun, ob ich ihm die Schritte aufschreiben könne. Normalerweise müsste ich das vorschlagen. Da jedes Kind auch ein Tagebuch führt, schicke ich sie auf ihre Zimmer, um ihre Journale zu holen. Das taten sie. In die sechs kleinen Tagebücher der sechs kleinen Kinder schrieben wir:

1. Denk mal an dein Problem.
2. Such ein Stück aus, an dem du arbeiten willst.
3. Klopfe deine Handkante usw.

Ich beende die Fingerpunkte mit der Handkante und dann den Serienpunkt. Warum? Keine wissenschaftliche Begründung, nicht mal eine gute klinische.

Überraschenderweise brachte auch Harvey sein Tagebuch und blieb sogar sitzen, während ich ihm half, die Schritte aufzuschreiben. Ryan sagte: „Wie soll ich das nennen?“ „Wie möchtest Du es nennen?“ „Ich nenne es Ryan's Denkprozess“, sagte er.

Nachtrag: Am nächsten Tag sah ich Kinney beim Mittagessen. Er erzählte mir, er wäre gestern abend so langsam depressiv geworden. Dann hätte er versucht zu klopfen. „Es wirkt tatsächlich!“ Er sagte mir das mit einem Erstaunen in der Stimme.

Mit Genehmigung der Autorin: Ann Adams EFT Contributing Editor energy4k@bellsouth.net

Blockaden im beruflichen Bereich

Persönliche Ängste und Sorgen vermindern Konzentration und damit die Effizienz im Beruf. Untersuchungen von Arbeitspsychologen haben ergeben, dass neben Konzentrationsstörungen auch Gedächtnislücken oder motorische Unsicherheiten bei Ängsten verstärkt beobachtet werden. Verschleppen, Verzögern, Sich-nicht-entscheiden-können sind andere Hemmnisse für beruflichen Erfolg. Energie Feld Therapie kann auch hier helfen, die innere Balance wiederherzustellen.

Das *Protokoll* hierfür umfasst 2 Abschnitte:

1. Abbau von negativem Stress
2. Aufbau einer positiven Vorausschau

Zu 1) Sie suchen nach dem größten Stressor, den Sie in Ihrem beruflichen Bereich ausmachen können. Sie klären, was Ihre *SSS* anzeigt.

Sie formulieren Ihr *Statement* für die Überwindung Ihrer Psychischen Umkehrung, z.B.: „Obwohl ich meinem Chef nicht vertrauen kann, liebe und akzeptiere ich mich, so wie ich bin.“ Dabei reiben Sie Ihren „Heilenden Punkt“.

Während Sie dann die Meridianpunkte 1 – 12 beklopfen, sprechen Sie Ihre Kurzformel: „Mein Misstrauen, mein Misstrauen, mein Misstrauen, usw.“ Es kann vorkommen, dass ein neues Thema, ein neuer Aspekt, für Sie deutlich wird. Dann beginnen Sie mit diesem Thema wieder von vorne.

Wenn Sie in Ihrer *Subjektiven Stress Skala* bei circa 0 angekommen sind, dann richten Sie Ihre Aufmerksamkeit auf den *2. Teil.*

zu 2). Diesmal beginnen Sie mit dem Thema einer positiven Vision. Sie stellen sich vor, wie Sie ohne Stress arbeiten können, oder wie Sie kreative Lösungen für Ihre Aufgaben finden. Sie visualisieren, wie Sie sich fühlen würden, wenn das eintritt.

Ihre *SSS* bezieht sich nun darauf, wie sehr oder wie wenig Sie an diese Vision glauben können. 10 bedeutet hier: „ich kann überhaupt nicht daran glauben“, und 0 heißt: „Ja, ich glaube es, ich kann mich so sehen.“

Wenn Sie Ihre *SSS* klar haben, beginnen Sie, Ihre Unsicherheit oder Zweifel zu adressieren: „Obwohl ich an meiner positiven Vision (sehr) zweifle, liebe und akzeptiere ich mich … ...“ und dabei reiben Sie den „Heilenden Punkt“. Danach klopfen Sie die Punkte 1 – 12 mit der Kurzformel: „meine Zweifel, meine Zweifel ... ...“, danach die Brücke.

Sie testen Ihre *SSS*. Wenn Sie bei ca. 0 – 1 angelangt sind, festigen Sie diese Vision mit einem positiven Statement, z.B. „Ich bin kreativ, zuversichtlich, überzeugend ... ...“, während Sie die Punkte 1, 4, 5 und 10 beklopfen.

Kurzintervention bei Verschleppungstendenzen und Unentschlossenheit:

1. Sie bestimmen Ihre *SSS*.
2. Sie formulieren ein *Positives Statement*: „Obwohl ich … …“ und reiben dabei Ihren *Heilenden Punkt*.
3. Sie klopfen die *Meridianpunkte* 3, 4, 5, 7, 6 und wiederholen die Kurzformel: „Mein (Problem, Angst, usw.) ... ...“.
4. Sie bestimmen wieder Ihre *SSS*.

Bessere Leistungen im Sport

Um es vorwegzunehmen: Energie Feld Therapie kann nicht die Muskelpakete stärken. Dies muss man sich durch Training aneignen. Wenn jedoch die physischen Voraussetzungen gegeben sind, kann Energie Feld Therapie helfen, die Blockaden im Denken, die Ängste vor einem Turnier oder Wettkampf frei zu setzen. Damit sind die Bedingungen für ein besseres Ergebnis gelegt.

Ein Freund hört von den EFT-Trainings für Golfer. Obwohl er von solchem „Schnickschnack" nichts hält, meldet er sich an. In letzter Zeit ärgerte er sich so oft auf dem Golfplatz über seine schlechte Leistungen, so dass er alles versucht, um besser zu werden. Er weiß auch, dass er oft „gegen sich selbst spielt". In dem Golfer-EFT-Seminar lernt er folgendes *Protokoll* zur Verbesserung sportlicher Leistung:

Sie bestimmen Ihre *SSS:* Wo steht Ihr Zeiger auf der Stress-Skala, wenn Sie an Ihre Situation auf dem Golf-, Tennis- oder Schießplatz denken?

Auflösung der Selbstsabotage: Sie reiben den „Heilenden Punkt" und sprechen dazu: „Obwohl ich beim … (Sport) sehr verspannt (unkonzentriert o.ä.) bin, liebe und akzeptiere ich mich so wie ich bin."

Danach klopfen Sie die *Meridianpunkte 1 – 12* mit dem Kürzel: „Meine Verspannung beim Abschlag, meine Verspannung beim Abschlag ... ...".

Die *Brücke*: Sie beklopfen wieder die Punkte 1 – 12 mit dem Kürzel: „ restliche Verspannung, restliche Verspannung ... ...".

Sie prüfen Ihre *SSS*.

Wenn Sie bei 0 – 1 angekommen sind, wenden Sie sich der *Festigung der positiven Vision* zu:

Sie schauen auf innere *SSS*, diesmal jedoch unter dem Blickwinkel: Ihr Misstrauen dieser Vision gegenüber. 10 bedeutet hier völliges Misstrauen; 0 bedeutet: Ja, ich bin ganz zuversichtlich und ruhig.

Sie reiben nun Ihren „Heilenden Punkt" und wiederholen immer wieder: „Obwohl ich (sehr) zweifle an meiner Vision, liebe und … …".

Danach beklopfen Sie die Punkte 1 – 12 mit der Kurzformel: „Meine Zweifel, meine Zweifel ..... “.

Kontrolle Ihrer *SSS*.

Wenn Sie bei 0 oder 1 angekommen sind, klopfen Sie die Punkte 1, 3, 6, 7 mit dem Kürzel: „meine klare Vision, meine klare Vision....“, um Ihr Bild der Verbesserung festzuhalten.

Übrigens: Der Freund ist ein treuer Anhänger der Energie Feld Therapie geworden, weil er den Erfolg erlebt hat.

Hinweise

Weiterführende Literatur

Fred P. Gallo, Harry Vincenci: Gelöst, entlastet, befreit, VAK-Verlag, Kirchzarten

Peter Lambrou, George Pratt: Emotionales Selbstmanagement, Beust Verlag, München

Roger J. Callahan: Der unwiderstehliche Drang, VAK Verlag, Kirchzarten

Roger J. Callahan: Leben ohne Phobie, VAK Verlag, Kirchzarten

Fred P. Gallo: Energetische Psychologie, VAK Verlag, Kirchzarten

Internet

Die *European Association for Energy Field Therapy* bietet Ausbildungskurse an zur Erlangung des *Zertifikates*: Energy-Field-Therapy-Practitioner.

Informationen unter der Internet-Adresse: www.Energy-Field-Therapy.com

Ausführliche Informationen über EFT-Practitioner (Beispiele, Fallberichte, Zusammenfassungen (in Englisch) unter der Internet-Adresse: www.emofree.com

Weiterführende Seminare

Seminare von Dr. R. A. Kaufmann zur Einführung und Ausbildung in Energie Feld Therapie für Selbsthilfe und für Angehörige der Heilberufe (Energie Feld Therapie Practitioner) sind zu erfahren unter der e-mail-Adresse RAK410@aol.com

Teilnehmer können an einem kostenlosen Austausch-Netzwerk (in Deutsch) teilnehmen.